# ANTE EL CÁNCER, MUÉVETE

Soraya Casla

# ANTE EL CÁNCER, MUÉVETE

## Cómo el ejercicio mejora tu salud durante y después del cáncer

**VERGARA**

Papel certificado por el Forest Stewardship Council®

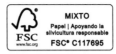

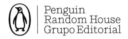

Primera edición: enero de 2024

© 2024, Soraya Casla
© 2024, Penguin Random House Grupo Editorial, S. A. U.
Travessera de Gràcia, 47-49. 08021 Barcelona
© 2024, Miguel Martín, por el prólogo
© 2024, Ana Rosa Quintana, por el epílogo
© 2024, Carlos Yllana, por las imágenes de las pp. 59, 61, 131 y 242-256

*Printed in Spain* – Impreso en España

ISBN: 978-84-19820-10-5
Depósito legal: B-19.343-2023

Compuesto en La Letra, S. L.

Impreso en Romanyà Valls, S. A.
Capellades (Barcelona)

VE 2 0 1 0 5

# ÍNDICE

# ADVERTENCIA

No todas las personas somos iguales, tampoco los diferentes tipos de cáncer ni los tratamientos para los diferentes tipos de tumores. Por ello, todo lo que se cuenta en este libro debe tomarse con precaución y aplicarse de manera total o parcial según cada caso.

Toda la información que se ofrece en estas páginas es de carácter informativo y divulgativo. Si tienes dudas, puedes acudir a tu médico u oncólogo de referencia, cuya opinión ha de prevalecer siempre.

# PRÓLOGO

Este libro de divulgación de Soraya Casla es un fiel reflejo de la personalidad de la autora, una investigadora inquieta, combativa, innovadora, rigurosa e incansable, que se ha dedicado en cuerpo y alma a la investigación de las bondades que el ejercicio físico proporciona al ser humano en general, y en especial a los pacientes con cáncer.

Cuando Soraya empezó a interesarse por la valía del ejercicio físico en las pacientes con cáncer, hace ya más de quince años, existía en España un muy escaso interés por esta actividad y, con aisladas excepciones en la oncología pediátrica, prácticamente ningún programa nacional establecido. En su primera visita al Hospital General Universitario Gregorio Marañón, Soraya nos convenció de que podríamos tener en el ejercicio físico una herramienta barata, sencilla y eficaz para ayudar a nuestras pacientes con cáncer de mama. Su colaboración con el grupo GEICAM (Grupo Español de Investigación en Cáncer de Mama) permitió poner en marcha un programa de investigación sobre ejercicio físico en el cáncer de mama que ha generado numerosos estudios. Dada la escasa actividad institucional relacionada con el ejercicio físico y el cáncer en España, Soraya realizó estancias formativas en los centros con programas de ejercicio para el cáncer más prestigiosos del mundo, visitando Estados Unidos, Australia, Canadá y Dinamarca y adquiriendo una formación de altísima calidad.

El ejercicio físico es aquella actividad física habitual y planificada por un profesional que tiene el objetivo de mejorar la salud de las personas que lo realizan, tanto a corto plazo como en el futuro. En el libro, Soraya describe la transformación de la vida de varias pacientes a través de esta actividad. El ejercicio físico, bien programado y controlado por un experto, realmente cambia a las personas de una manera que resulta difícil de imaginar. Puedo dar fe de ello porque lo he visto en muchas de mis pacientes entrenadas por Soraya.

Existen sobradas evidencias de que el ejercicio físico, en conjunción con otros hábitos saludables de vida, como mantener una dieta apropiada, abstenerse del consumo de alcohol y tabaco y protegerse ante la exposición solar, puede prevenir varios tipos de cáncer. Además, es sumamente eficaz en mejorar la calidad de vida de los pacientes oncológicos que reciben tratamientos para su enfermedad. Dos ejemplos concretos: el ejercicio físico es una de las mejores armas para combatir la astenia producida por muchos tratamientos antitumorales y, además, ayuda a reducir la intensidad de los dolores articulares que producen algunos tratamientos hormonales.

El ejercicio físico ofrece numerosas ventajas: es barato, no requiere tecnología sofisticada, proporciona bienestar emocional a corto y largo plazo, ayuda a no ganar peso a expensas de tejido graso, mejora la funcionalidad músculoarticular (reduciendo, por ejemplo, el riesgo de caídas y fracturas) y además es bueno no solo para reducir el riesgo de algunos cánceres, sino también para evitar enfermedades metabólicas, cardiorrespiratorias y vasculares. Es decir, que es una intervención con enorme impacto en múltiples ámbitos de la salud humana. Nos preguntamos, por ello, por qué no se estimula en nuestro país de forma generalizada la práctica del ejercicio físico controlado por especialistas para generar este hábito en la población general y ayudar también a los pacientes con cáncer y otras patologías. Es cierto que ya existen ciertas iniciativas en este sentido, pero debería llegar un día en el que los hospitales y centros de salud, además de quirófanos y salas de curas, estuvieran dotados también de gimnasios dirigidos por expertos.

Y termino ya estas líneas porque no quiero que malgasten su tiempo leyéndome: aprovéchenlo mejor leyendo el excelente libro de Soraya Casla.

MIGUEL MARTÍN
Catedrático de Medicina y Jefe del Servicio de
Oncología Médica del Hospital Gregorio Marañón
(Universidad Complutense, Madrid)

# CÓMO COMENZÓ TODO

Todo esto comenzó en 2008.

En los últimos años, el ejercicio físico poco a poco ha ido ganando valor en el ámbito social. Pero yo siempre cuento que, cuando comencé mi tesis, en España solo había un equipo que trabajaba con pacientes oncológicos, en su mayoría niños. Así que, para aprender sobre esto del ejercicio oncológico, tuve que marcharme fuera y trabajar en equipos especializados en Estados Unidos, Canadá, Dinamarca y Australia. Durante estas estancias internacionales descubrí cómo el ejercicio modula la funcionalidad y la fisiología del organismo, y que, precisamente por sus beneficios, desde 2010 muchos países ya lo integraban como parte del tratamiento a ciertos pacientes. Me llamaba la atención que los especialistas en ejercicio físico a nivel internacional estuvieran tan bien valorados e integrados en el sistema de salud con el fin de unir esfuerzos con el resto de los profesionales de manera coordinada.

Pero es que el ejercicio genera cambios internos que mejoran la salud de las personas que lo practican, igual que un fármaco. Y en los pacientes con cáncer sucedía algo especial: los tratamientos producían alteraciones fisiológicas que solo el ejercicio era capaz de revertir o prevenir de manera integral.

Pero no cualquier tipo de ejercicio, y ahí es donde radica la dificultad.

Pese a que mi formación era cada vez más especializada en la materia, yo no era titulada en oncología. Sin embargo, gracias a un convenio desde la universidad con el Hospital General Universitario Gregorio Marañón, donde desarrollaba mi tesis, tuve la suerte de poder acompañar durante tres años a los oncólogos en consulta y aprender sobre los tratamientos, los efectos secundarios y la evolución de la enfermedad en primera línea.

Cuando terminé mi tesis doctoral, ya llevaba trabajando cuatro años con pacientes, había visto a más de cuatrocientas mujeres con cáncer de mama y había establecido una fórmula de trabajo que me permitía atender a un gran número de pacientes gracias a la intervención en grupo (tal cual la realizan en los cuatro países en los que había trabajado). Estas intervenciones se personalizaban para adaptarlas al tratamiento, la fase de enfermedad y las necesidades de cada persona con cáncer.

Por ello, después de presentar la tesis y de todo mi periplo internacional, ya tenía un sueño en la cabeza: un proyecto donde las personas con cáncer pudieran hacer ejercicio oncológico guiadas por profesionales.

Con todo, sabía que todavía tenía mucho que aprender. Y ahí comenzó una andadura que me llevó, primero, a trabajar en el Grupo Español de Investigación en Cáncer de Mama (GEICAM) como coordinadora de programas de ejercicio en oncología, donde aprendí muchísimo de la mano de grandes profesionales. Luego, tuve la suerte de crear y gestionar la primera Unidad de Ejercicio Oncológico de la Asociación Española Contra el Cáncer (AECC) en su sede en Madrid, donde trabajé con un gran equipo de especialistas que a día de hoy siguen utilizando estas mismas estrategias que diseñé basándome en mi experiencia internacional. También seguí en contacto con grupos de pacientes que, desde mi tesis, me pidieron seguir activos bajo programas adaptados.

Pero a medida que pasaba el tiempo mi sueño cobraba fuerza en mi cabeza. Veía que, gracias al interés de instituciones como GEICAM o la AECC, se estaba consiguiendo abrir camino, un camino que, con el paso del tiempo, era más fácil de transitar.

Como dice Machado, «Caminante no hay camino, se hace camino al andar», así que, tras más de diez años de experiencia con pacientes, de una pandemia y de dos hijos, decidí iniciar mi nuevo camino y crear *Ejercicio y Cáncer*, un proyecto en el que trabajar por y para los pacientes a través del ejercicio colaborando con otros profesionales especializados en oncología. Un proyecto que me permitiera seguir andando para hacer camino. Un proyecto a través del cual crear algo que ayudara a las personas cuando pasan por esta enfermedad desde una perspectiva que hasta el momento no existía en nuestro país: la del ejercicio oncológico. Y parte de este camino es contártelo a ti, que estás pasando o has pasado por esta enfermedad, dándote ideas y fórmulas sobre qué estrategia puede ser la mejor en tu caso. Detrás de mi trabajo y de la trayectoria que me ha traído hasta aquí no hay una historia conmovedora, solo mis ganas de aportar a las personas con cáncer una visión sobre cómo el ejercicio puede ayudar, a nivel físico, fisiológico y emocional, a recuperar la salud.

Porque para mí una cosa está clara: ante el cáncer, ¡muévete!

# 1

## EJERCICIO FÍSICO ONCOLÓGICO: QUÉ ES Y PARA QUÉ SIRVE

## EL EJERCICIO FÍSICO: ESE GRAN DESCONOCIDO

¿Quién no dice que el ejercicio es bueno? Es algo que se repite de manera habitual en los medios de comunicación, en las redes sociales y en diferentes medios de comunicación, que apelan a los datos que ofrecen instituciones como la Organización Mundial de la Salud. Todos sabemos que el ejercicio es importante porque previene multitud de enfermedades, como los problemas de corazón, la obesidad y la diabetes, que constituyen las ya conocidas «pandemias» del siglo XXI.

Todo el mundo sabe que hacer ejercicio es bueno y, si se indaga un poco más, todo el mundo sabe de ejercicio. Y eso es bueno porque quiere decir que hay una gran aceptación. Sin embargo, cuando hablas con las personas, te das cuenta de que hay información que no concuerda y que no se ha explicado muy bien.

Habitualmente utilizamos de manera indiscriminada los términos «actividad física», «ejercicio físico» y «deporte» para referirnos de forma general a «movernos». Pero estos tres términos tienen connotaciones específicas:

Hablamos de «actividad física» cuando nos referimos a cualquier actividad corporal que implica un gasto calórico. Todo lo que nos movemos al cabo del día es actividad física. Cada vez es más importante este término porque sabemos que entre el 15 y el 50 por ciento del gasto calórico del día a día corresponde a la actividad física habitual, la que realizamos al desplazarnos cuando trabajamos o cuando disfrutamos de actividades de ocio. La mayor parte de este gasto no depende de actividades vigorosas, sino de que pasemos el mayor tiempo que podamos en movimiento a lo largo de la jornada.

El ejercicio físico es aquella actividad física habitual y planificada por un profesional que tiene el objetivo de mejorar la salud de quienes la realizan. Para ello, se debe individualizar y adaptar a las necesidades de cada persona, así como a su nivel inicial. En este sentido, el ejercicio físico consigue modificar nuestra capacidad funcional, es decir, que seamos más capaces de subir escaleras, caminar o correr mayores distancias, que realicemos las actividades del día a día en mejores condiciones..., pero también implica cambios fisiológicos, porque se gastan más calorías, se movilizan antes las grasas y se potencia nuestro sistema inmune. En este sentido, algunos beneficios del ejercicio se ven más que otros, pero sabemos que están ahí y que pueden mejorar la salud y la supervivencia de las personas hasta un 30 por ciento más.

Por último, utilizamos también el término «deporte», que realmente es una actividad física que se desarrolla dentro de un marco de competición y bajo un reglamento aceptado previamente por los deportistas, que atienen a las normas del juego. Por ejemplo, son deportes el fútbol, el atletismo, el judo, la natación... Sin embargo, se pueden emplear algunas de las actividades que se desarrollan en los distintos deportes como parte de la programación del ejercicio. Por ello, este término lleva a confusión, ya que podemos utilizar las pruebas atléticas aunque no estemos compitiendo en atletismo, la bicicleta aunque no compitamos en ciclismo o el trabajo de pesas aunque no compitamos en halterofilia.

Podemos concluir, entonces, que la actividad física, el ejercicio físico y el deporte se nutren de actividades similares y lo que puede cambiar es el objetivo con que los planifiquemos y las realicemos. Si utilizo la bicicleta para desplazarme a mi trabajo, será una actividad física. Si la incluyo dentro de una clase para trabajar de manera habitual y planificada mi capacidad cardiovascular, estaremos hablando de ejercicio físico. Y, si me apunto a una carrera, estaré compitiendo en ciclismo y realizando deporte.

# EJERCICIO FÍSICO ONCOLÓGICO: DE DÓNDE VENIMOS

La primera definición que encontramos en nuestro país fue la acuñada por los especialistas del grupo GEICAM de Investigación en Cáncer de Mama, con los que tuve la suerte de participar en el desarrollo de esta definición como coordinadora de programas de ejercicio en investigación en cáncer (<https://www.geicam.org/actualidad/proyecto-geicam-de-ejercicio-fisico-oncologico>).

Podemos definir el ejercicio físico oncológico como el ejercicio físico pautado y controlado por un profesional que se realiza con el objetivo de prevenir o reducir diferentes efectos secundarios de los tratamientos oncológicos de forma individualizada y que, por sus efectos globales en el organismo, mejora la salud, la calidad de vida y la supervivencia de los pacientes.

**Este tipo de programas:**
- Deben estar supervisados por un especialista, el cual debería tener formación en diseño de pautas de ejercicios y salud, en concreto, de ámbito oncológico.
- Deben confeccionarse de manera individual en función del nivel inicial de cada persona, atendiendo tanto a su historia clínica como a su experiencia deportiva.
- Deben personalizarse de acuerdo con las necesida-

des de cada paciente, adaptándose a su capacidad funcional, sus posibles lesiones y comorbilidad.

- Por último, y no menos importante, debemos basarnos en la evidencia científica de calidad para su desarrollo y, si es posible, y conforme a nuestra experiencia, aportar programas y protocolos eficaces que vayan sumando y mejorando la información que tenemos sobre esta área.

La expresión «ejercicio oncológico» se comenzó a utilizar en la investigación en cáncer mucho antes en el mundo anglosajón que en España. De hecho, encontramos los primeros estudios sobre *exercise oncology* en 2013, en una revisión sistemática, en la que el doctor Lee Jones, uno de los investigadores más importantes en el ámbito del ejercicio cardiovascular y sus beneficios en pacientes con cáncer, estableció ya un término que aúna un tipo de intervención concreta: ejercicio oncológico. Sin embargo, ya en la época de los años ochenta y noventa diferentes tipos de estudios fueron acotando la idea de que el ejercicio físico podía utilizarse como una terapia coadyuvante para los pacientes tras los tratamientos oncológicos.

En esta primera fase, la investigación se centraba en comprender qué cantidad de ejercicio podían tolerar los pacientes, ya que muchos de ellos presentaban lo que se conocía como «intolerancia al ejercicio», caracterizada por síntomas como la fatiga extenuante, la pérdida de fuerza y de funcionalidad y la disminución de masa muscular. Al intentar determinar la dosis de ejercicio que podían llevar a cabo, poco a poco los investigadores se dieron cuenta de que el ejercicio se convertía, en realidad, en la medicina para la intolerancia al ejercicio, puesto que disminuía la fatiga, incrementaba la funcionalidad y, en definitiva, mejoraba la calidad de vida de los pacientes con cáncer.

En ese momento el ejercicio cobró gran interés: ¿cómo era posible que al hacer ejercicio los pacientes observaran una disminución de su fatiga? De forma paralela, diferentes grupos de investigación europeos revelaron otros cambios fisiológicos que conllevaba la práctica de ejercicio: mejoraba la resistencia a la insulina, aumentaba la actividad del sistema inmune y facilitaba la movilización de grasas y el estado metabólico de las personas (hablaremos de todo esto más adelante).

En los años siguientes, al inicio de la década de 2000, el doctor Segal desarrolló uno de los primeros grandes estudios, en el que participaron 121 pacientes con cáncer de mama, que demostró que cuando realizaban ejercicio físico, las mujeres aquejadas de esta enfermedad mejoraban su funcionalidad, su estado físico general y, por tanto, su calidad de vida. Estas conclusiones fueron reforzadas por otros ensayos clínicos aleatorizados que encontraron los mismos beneficios. Prueba de la relevancia del estudio de Segal fue que se publicó en una de las revistas científicas más importantes sobre oncología, la *Journal Clinical of Oncology*, la revista referente de la Sociedad Americana de Oncología Clínica (ASCO, por sus siglas en inglés). Esto hizo que los clínicos valoraran el ejercicio oncológico desde una nueva perspectiva, y, por tanto, empezara a considerarse como tratamiento coadyuvante, lo cual hasta entonces no se había planteado.

En la segunda parte de esta primera década de los años 2000, dos importantes investigadoras, las doctoras Irwing y Holmes, demostraron en dos grandes grupos de pacientes que las mujeres con cáncer de mama que realizaban ejercicio físico tenían una mayor supervivencia. Estos datos no eran homogéneos, puesto que, en el caso del cáncer de mama hormonal, la supervivencia podía aumentar hasta un 50 por ciento, frente al 9 por ciento de las diagnosticadas con cáncer de mama sin receptores hormonales positivos. Este impacto en la supervivencia también se registró en el cáncer colorrectal mediante sendos estudios de los doctores Meyerhardt y Morikawa. Sus conclusiones: los pacientes con este tipo de tumor que realizaban ejercicio físico moderado durante una hora cinco días a la semana presentaban un riesgo de mortalidad entre un 33 y un 40 por ciento menor que aquellos que no realizaban ejercicio.

A tenor de estas investigaciones y con el fin de dar respuesta a este aumento de la supervivencia, se empezó a analizar el impacto del ejercicio en diferentes factores pronósticos, como en los factores de crecimiento asociados a la insulina, la reducción de la actividad del sistema inmune o el incremento de los factores de inflamación, así como en la producción hormonal de mujeres con alto riesgo de cáncer de mama. Estos estudios aportaron nuevos datos en favor de que el ejercicio físico ejercía un papel más importante que el mero hecho de movilizar grasas, puesto que realmente cambiaba el entorno fisiológico de los pacientes, mejoraba la capacidad cardiovascular y, al mover los músculos, producía diferentes hormonas que ayudaban a mantener la salud de los pacientes, regulando el metabolismo de la insulina, reduciendo los niveles inflamatorios y de hormonas sexuales en sangre y aumentando la funcionalidad del sistema inmune.

A esos primeros estudios de carácter más fisiológico iniciados en torno a los años 2000-2010, les siguieron dos revisiones a través de Cochrane en 2012 que demostraban ampliamente el impacto del ejercicio en el incremento de la calidad de vida de los pacientes, tanto en aquellos que habían superado la enfermedad como en los que todavía estaban en tratamiento. Por supuesto, de estos estudios se extraía que los beneficios del ejercicio físico iban mucho más allá de los cambios fisiológicos, puesto que también conllevan un impacto positivo en el ámbito social y en el estado anímico.

Dada la importancia que iba cobrando el ejercicio físico, en 2010 surgen las primeras guías de ejercicio y cáncer del Colegio Americano de Medicina Deportiva (ACSM, por sus siglas en inglés), una de las instituciones más influyentes en este ámbito. Estas guías sirvieron para recoger los datos aportados por la literatura científica hasta el momento y servir de base para los estudios posteriores. Por ejemplo, sirvieron para diferenciar cómo introducir el ejercicio físico en las diferentes etapas de la enfermedad (antes, durante y tras finalizar el tratamiento) o en pacientes con diagnóstico de estadio avanzado, y también recalcaron la importancia de que los estudios midieran la cantidad de ejercicio adecuada.

Los cambios que se habían observado a nivel fisiológico permitieron explicar, en gran medida, dos hechos clave: 1) que las personas que hacían ejercicio físico presentaban un menor riesgo de padecer cáncer; 2) que las personas que hacían ejercicio tras el diagnóstico de cáncer mostraban mayores ratios de supervivencia. Estas alteraciones fisiológicas llevaron a los investigadores a realizar nuevos estudios, especialmente en modelos animales, donde se quiso observar el efecto del ejercicio en el tumor. Los resultados fueron muy positivos, pues revelaron que el ejercicio interactuaba en el tumor de tal manera que el microambiente propio del tumor se hiciera menos agresivo. Incluso se vio que los animales que realizaban ejercicio tenían un crecimiento menor del tumor respecto de aquellos que permanecían sedentarios. Estos hallazgos hicieron posible que el ejercicio se considerara un tratamiento más frente al cáncer.

Una vez que ya conocemos los beneficios que tiene el ejercicio, ahora hay que conseguir lo más complicado, que las personas con cáncer se muevan. Ese es el reto al que los médicos, las instituciones públicas, las asociaciones de pacientes y otras instituciones privadas se enfrentan en la actualidad. El problema, desde luego, no radica únicamente en las ganas de las personas con cáncer, sino en la falta de instalaciones especializadas y de especialistas bien formados, y de acceso desigual (según donde vivan los pacientes) a los pocos recursos con los que ya contamos. He tenido ocasión de trabajar en diferentes instituciones y me he dado cuenta de que el verdadero reto está en hacer atractiva y accesible la práctica de ejercicio, adaptarla a la situación de cada uno y utilizar todo su potencial y sus beneficios con el objetivo de motivar a las personas con cáncer a que se muevan. En los siguientes capítulos expondré todos los motivos que se me han ocurrido para ayudarte a ser activo.

## Y... ¿HACIA DÓNDE VAMOS? PRÓXIMOS RETOS

El ejercicio oncológico no se ha quedado estancado, sino que ha seguido evolucionando. Ahora nos queda establecer hacia dónde debería orientarse. Creo que está claro que el estudio básico que nos explica todo el proceso fisiológico es fundamental. Para los fisiólogos del deporte, entender qué pasa en la persona y determinar qué tipo de ejercicio se debe aplicar y a qué intensidad hay que entrenar, cuánto tiempo de descanso es necesario..., nos ayuda a dosificar el ejercicio para que realmente, cuando trabajemos con las personas con cáncer, podamos aplicar lo que necesita cada uno de ellos.

Además, no solo tenemos que entender los cambios que produce el ejercicio, sino también los cambios que conllevan los propios tratamientos. Actualmente, los tratamientos oncológicos evolucionan tan rápido que deberíamos asistir, al menos, a un congreso oncológico al año para poder mantenernos al día de las últimas incorporaciones. Y te preguntarás por qué es tan importante que los especialistas del deporte conozcan los tratamientos, si eso es cosa de médicos. Es una muy buena pregunta. Las razones son varias. La primera es que el ejercicio se debe utilizar para restablecer los daños que ha producido el tratamiento. Si el especialista no conoce estos cambios, el ejercicio que aplicará será genérico y quizá no sea el adecuado. En segundo lugar, debe entender que es posible que esos tratamientos produzcan efectos secundarios que obliguen a modificar la pauta, ya que hay casos en los que los tratamientos interaccionan con el ejercicio. Por último, sabemos que los tratamientos oncológicos pueden dejar secuelas en el cuerpo durante años, y eso hace que haya adaptaciones al ejercicio que no se cumplan como el especialista esperaba. Por ello, se debe exigir que el especialista en ejercicio oncológico que tenemos delante esté bien formado y sepa realmente cuál es el impacto del tratamiento en nuestro cuerpo a corto, medio y largo plazo.

Sin embargo, hay una falta de coordinación entre los científicos que trabajan en el laboratorio y los especialistas que tratan a los pacientes. Estoy convencida cada vez más de que los profesionales somos los que debemos colaborar y ponernos de acuerdo para facilitar el proceso y ofrecer un mensaje coherente con información contrastada por todas las partes. Que los oncólogos, fisioterapeutas, enfermeros y preparadores físicos transmitamos el mismo mensaje es clave para promover el cambio de hábitos de vida que en muchas ocasiones es necesario. Los profesionales debemos simplificar el camino generando estrategias útiles y efectivas que sean lo menos complicadas posibles.

Por otra parte, los especialistas en ejercicio oncológico hemos de entender que los procesos deben tener un seguimiento y una continuidad, y dar a las personas que participan información fiable y realista. Hace poco, una de mis pacientes me decía: «No puedo hacer todo lo que tengo que hacer en veinticuatro horas, ya que me tengo que masajear, vendar, hacer los ejercicios del rehabilitador, beber dos litros de agua, salir a caminar, aplicarme las cremas, hacer la compra y preparar la comida de manera natural, practicar la relajación y la meditación, llevar a cabo ejercicios nemotécnicos para recuperar la memoria, estirar y ver a mi psicóloga una vez al mes». A todo esto, se suman las visitas al médico, las tareas e imprevistos en el día a día, el cuidado de la familia, si existe, ver a los amigos y disfrutar de tiempo para uno mismo. Y eso que no incluimos el tiempo de comida, higiene, ir al baño y dormir. Literalmente, esta mujer no tenía horas en el día.

Seguimos en el mundo multitarea sin pensar que una estrategia conjunta y eficaz puede realmente ayudar a que la gente la integre. Pero para llevar a cabo esa estrategia somos los profesionales los que tenemos que ponernos de acuerdo. Si una persona con cáncer puede trabajar y mejorar cinco dimensiones de su vida con una sola pauta de una hora, ¿por qué hacemos intervenciones en las que solo se mejora una dimensión cada vez? Hay disciplinas que tienen que estar centradas en un solo punto, pero el ejercicio es, sobre todo, una estrategia integral y transversal que nos permite mejorar muchas cosas a la vez. Además, si se combina con una alimentación nutritiva, el beneficio aumenta exponencialmente.

Esta es una de las grandes tareas pendientes: trabajar en equipo entre los profesionales para que podamos modificar hábitos de vida en las personas que lo necesitan, ayudando a que ese cambio sea eficaz y lo más llevadero posible.

## LA ANTIGUA GEMA
Por Gema Salas, 45 años, arquitecta

La antigua Gema era poco o nada deportista. Nada me llenaba y, aunque lo intentaba, me sentía vacía y sin motivación. No entendía a esa gente que iba corriendo sin rumbo fijo o hacía pesitas e iban en mallas por las calles de Madrid...

Al llegar el cáncer a mi vida, todo se rompió en pedazos y ya no quedaba nada de esa Gema, solo un ser que deambulaba entre pruebas y tratamientos. En una de las visitas, el oncólogo me dijo: «Más deporte y mantén tu peso firme, es lo único que te pido. Este tratamiento depende de ti, solo de ti». No entendía mucho por qué era así, pero confiaba plenamente en mi médico y me puse a buscar y a comenzar con mis primeros pinitos deportivos. ¡Esa era mi misión!

Empecé haciendo algo de fuerza en un gimnasio, pero los hilos rojos de la vida hicieron que me encontrara con Soraya (discípula de mi oncólogo) y entendí que esa conexión no era casualidad, tocaba unir esos hilos. Entonces comprendí por qué el cardio era tan importante como la fuerza.

Al principio lo hacía por obligación, era mi pastilla

plus y debía hacerlo (era lo que me decía todas las tardes). Con el paso del tiempo, empecé a encontrarme realmente bien, los efectos secundarios de las pastillas y arponazos farmacológicos eran mínimos, pero, sobre todo, mi cabeza experimentaba la sensación de armonía, bienestar e incluso optimismo. En definitiva, había encontrado a mi nueva Gema (distinta, pero de nuevo yo). Si no entrenaba, me notaba extraña y más apagada.

Cuando nadie apostaba por mí (ni yo misma), empecé a correr más de treinta minutos. Comencé a sentir mucha adrenalina, satisfacción y a creer que podía comerme el mundo, ese que se paralizó durante un año de mi vida. Esa confianza me la dieron Soraya, Mónica y las compis de entreno. Ellas han creado una comunidad gracias al programa Ejercicio y Cáncer, que hace que nos sintamos acompañadas en este camino de piedras que nos ha tocado vivir. Nos vemos como una familia donde celebramos lo bueno y nos apoyamos en los momentos malos. La palabra «empatía» resume este proyecto.

Mi mente y mi cuerpo iba recuperándose poco a poco y retomando las sensaciones de una chica de mi edad. Como gracia, os contaré que un día, a modo de chiste, le dije al doctor: «Oye, ¡¡que me ha vuelto la celulitis!!». Él me dijo: «Pues más deporte...», y pensé: «Ya vale con el deporte..., ¡que no soy deportista de élite!». Pues este médico tan sabio volvió a tener razón... ja, ja, ja.

La gran sorpresa llegó cuando, en una revisión, mi oncólogo me dijo cuatro cosas que me impactaron: «Te doy las gracias por hacerme caso y tomarte tu principal pastilla (el deporte). Si sigues con este ritmo deportivo, podremos cambiar el tratamiento a algo más liviano. Tu osteopenia se mantiene y de momento vamos a tratarla con deporte de impacto. Al final vas a hacer la media maratón de Londres (Soraya es muy tenaz en su trabajo y consigue todo lo que se propone), así que te veré justo antes de la carrera para desearte suerte».

Sinceramente, en ese momento lloré de la emoción. Primero, porque no estoy acostumbrada a que un médico me dé las gracias, y menos por hacer ejercicio. Pero lo más importante fue que no era consciente de lo que el deporte podía suponer para mi tratamiento. Su explicación fue tan clara como fulminante.

Siguiendo el hilo rojo de la vida, en las escaleras de una estación de tren coincidí con un oncólogo investigador. Yo le di las gracias por su investigación y, en esos sesenta segundos que compartimos, me dijo: «Seré breve, mi consejo es que hagas un mínimo de dos horas y media de ejercicio a la semana». Así que dos de dos, ejercicio al poder.

Y como diría mi Murakami. «¿De qué hablo cuando hablo de correr?», yo cuando hago deporte desconecto de este mundo estresado y me vinculo a mi yo interior, a la naturaleza, al presente, a mis motivaciones y a superar mis miedos. Es un estilo de vida del que no puedo prescindir, me aporta tantas cosas buenas a nivel mental y físico que no entiendo mi vida sin ello. Aunque suene raro, ahora me siento mejor que antes de la enfermedad, ¡más fuerte y con más ganas de vivir! Puede parecer cursi, pero la sensación que te invade al acabar cada sesión es muy difícil de explicar porque solo se siente, es un estado de felicidad plena que te llevas a casa en la mochila.

Pasado un tiempo, llega el día en que no tienes que acordarte de entrenar. Tu cabeza te avisa de que es tu momento para cuidarte a ti y a tu salud. Así puedo resumir la importancia del deporte en mi nueva vida y mi nueva Gema.

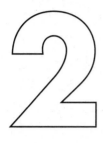

# BENEFICIOS DEL EJERCICIO FÍSICO EN EL CÁNCER

## ¿ES CIERTO QUE EL EJERCICIO PUEDE PREVENIR EL CÁNCER?

Podemos afirmar que el primer beneficio del ejercicio en el cáncer es su papel clave en la prevención primaria de la enfermedad. Cuando hablamos de «prevención primaria» nos referimos a la importancia que tiene un factor determinado, en este caso el ejercicio, en la prevención de una enfermedad. Ya se sabe que en torno al 30 y el 40 por ciento de los tumores se podrían evitar con unos hábitos de vida saludables. Esto implica mucho más que hacer ejercicio, pero, por supuesto, este es uno de los puntos de la lista. Si hablamos solo de ejercicio, la inactividad es responsable de manera directa del 2 por ciento de todos los tumores. Por ello, aunque la lista es larga, el ejercicio tiene un papel muy determinante.

Con el fin de analizar la relevancia de los hábitos de vida en cuanto a la prevención de esta enfermedad, en 2007 varias instituciones estadounidenses iniciaron una investigación titulada «Dieta, actividad física y cáncer» cuyo objetivo era conocer el beneficio de una alimentación adecuada y del movimiento en la salud de las personas en general y en la prevención del cáncer en particular. La organización que la lideraba era el Fondo Mundial de Investigación en Cáncer (WCRF, por sus siglas en inglés), en colaboración con el Instituto Americano de Investigación en Cáncer (AICR, por sus siglas en inglés). Sus respectivos sitios web (que encontrarás en la bibliografía y recursos para el paciente) ofrecen información sobre el impacto de los hábitos de vida en el cáncer, e incluyen recetas y recomendaciones genéricas de ejercicio.

Estos hábitos de vida se conocen también como factores de riesgo, que pueden aumentar o disminuir la probabilidad de padecer cáncer. Es importante entenderlos como tales, como moduladores del riesgo. Es decir, los factores de riesgo no son determinantes y presentar muchos de ellos no significa que vayas a sufrir una enfermedad, y no tener ninguno tampoco significa que no vayas a padecerla. También quiero señalar que aquí hablamos de los factores de riesgo modificables, pero también existen factores de riesgo no modificables (la edad, el sexo, nuestro código genético...) que en ocasiones determinan la aparición de la enfermedad. Y no olvides que no solo estos factores son determinantes para que aparezca la enfermedad, ya que hay otros que no se conocen, además de factores ambientales, como la contaminación, que se están estudiando para evaluar su peso en el aumento de los casos de cáncer. No todo depende de las personas, pero podemos tomar medidas para que el riesgo (aunque siempre esté ahí) sea menor.

Existen diferentes hábitos de vida (algunos saludables y otros nocivos) que representan un menor o mayor riesgo para esta enfermedad, en función de si son protectores o no. Los buenos hábitos pueden resumirse en los siguientes puntos:

- No fumar.
- Mantener una alimentación saludable.
- Tomar frutas y verduras y evitar los alimentos procesados.
- Evitar las bebidas y alimentos azucarados.
- Reducir el consumo de alcohol.
- Evitar los suplementos sin control médico.
- Realizar ejercicio físico.
- Mantener un peso adecuado.
- Evitar la exposición al sol sin protección y en las horas más agresivas del día.
- Dar el pecho a tus hijos.

No todos los puntos afectan a todos los tipos de cáncer, y no todos los tipos de cáncer se ven igual de beneficiados por cada punto. Como he detallado anteriormente, toda la información se encuentra disponible en las webs de las instituciones mencionadas anteriormente, pero vamos a hacer un pequeño resumen de cada parte que nos permita tener una noción aproximada sobre qué beneficio aporta cada punto y en qué tipo de tumores suelen ser más beneficiosos. Por otro lado, es importante señalar que, aunque algunos puntos concretos no se muestran como beneficiosos para ciertos tumores, puede que esto se deba a que no existe suficiente evidencia todavía y que debemos seguir investigando sobre ello para que la información sea lo más precisa posible para cada tipo de tumor. Y, por supuesto, lo que sí salva vidas es la detección precoz, por lo que, además de mantener hábitos de vida saludables, debemos acudir a las citas de cribado como las mamografías o

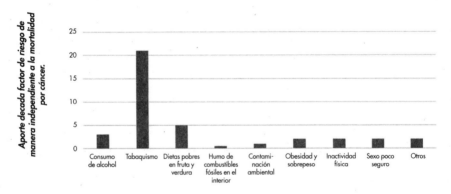

**Figura 1.** Aporte de cada factor de riesgo de manera independiente a la mortalidad por cáncer. Fuente: <https://www.ncbi.nlm.nih.gov/pmc/articles/PMC4122430/176>. Weiderpass, E., «Lifestyle and cancer risk», *Journal of Preventive Medicine and Public Health*, n.° 43 (6), 2010, pp. 459–471.

las pruebas de detección de sangre en heces, puesto que una detección precoz es el mejor seguro de vida.

## NO FUMAR

El tabaco es la primera causa de cáncer y de muerte por cáncer en el mundo. Su impacto va mucho más allá del cáncer de pulmón en quien fuma, sino que es precursor de numerosos tipos de tumores, como de laringe, boca, esófago, garganta, vejiga, riñón, hígado, estómago, páncreas, colorrectal y cérvix o cuello uterino, así como de la leucemia mieloide aguda. Es importante saber que fumar trasciende el cigarro tradicional, y que el tabaco de liar, de mascar o el cigarro electrónico se han relacionado también con un mayor riesgo de cáncer, aunque se presenten como alternativas «menos agresivas». Además, la importancia de no fumar se extiende más allá de la persona que decide fumar. Lo que quiero decir con esto es que fumar no solo afecta a quien fuma, sino también a las personas a su alrededor. El humo del tabaco convierte a quienes comparten el espacio con el fumador en fumadores pasivos, que presentan, igual que el fumador, mayores riesgos de padecer diferentes tipos de cáncer. Y el impacto se agrava en los niños, ya que están en pleno desarrollo y el impacto es mucho mayor. La exposición de bebés y niños al humo del tabaco es causa de muerte súbita del lactante, infecciones respiratorias agudas y problemas del oído medio, agrava el asma, ocasiona síntomas respiratorios y enlentece el desarrollo pulmonar.

Por ello, si eres fumador, te recomiendo que primero intentes hablar con tu médico de cabecera, ya que desde los centros de salud o algunas asociaciones de pacientes te pueden ayudar a gestionar este hábito e incluso a dejarlo. Además, te sugiero que intentes fumar al aire libre y no en espacios cerrados. Si lo haces en casa, ventila muy bien o fuma en la terraza o al lado de una ventana abierta, puesto que las partículas del tabaco se posan en el suelo, los muebles, las cortinas, las alfombras y pueden mantener su efecto nocivo a largo plazo. Evita fumar dentro del coche porque el perjuicio, al ser un espacio pequeño, es mayor. Y, sobre todo, no fumes en espacios cerrados con niños.

## MANTENER UNA ALIMENTACIÓN SALUDABLE

Cuando las instituciones hablan de alimentación saludable puede parecer a veces un término genérico que no se concreta en pautas específicas. Lo bueno de las recomendaciones del WCRF es que no solo te plantean puntos concretos en los que se basa una alimentación saludable, sino que además establecen el impacto que tiene en el riesgo de aparición de los diferentes tipos de tumor. Estas recomendaciones son las siguientes:

1. Tomar alimentos integrales, vegetales y fruta: la inclusión de este tipo de alimentos en la dieta se relaciona con una reducción del riesgo de cáncer colorrectal, de hígado, de estómago y de próstata, especialmente las verduras que presentan betacarotenos (como, por ejemplo, las zanahorias).

2. Alto consumo de productos animales: se ha encontrado un mayor riesgo de cáncer colorrectal en aquellas personas que consumen cantidades elevadas de carnes rojas, grasas y procesadas. Sin embargo, los alimentos de origen animal frescos, tales como la leche o el queso fresco, pueden tener un efecto protector en el caso del cáncer de colon.

3. Alimentos procesados: la ingesta habitual de alimentos procesados tanto de procedencia industrial como mediante el proceso de salazón están relacionados con un mayor riesgo de cáncer de colon, nasofaríngeo y de estómago.

4. Bebidas no alcohólicas: algunas bebidas no alcohólicas, por sus características, pueden aumentar el riesgo de ciertos tumores. Por ejemplo, las bebidas muy calientes (casi hirviendo, como pueden ser el mate, algunos tés o el café) pueden estar relacionadas con la aparición de cáncer de esófago escamo-

so. También el agua contaminada con arsénico aumenta el riesgo de cáncer de pulmón, de vejiga o de piel. Sin embargo, se ha observado que un consumo moderado de café puede estar relacionado con un menor riesgo de cáncer de endometrio y de hígado. La protección del café puede estar propiciada por el efecto antioxidante y antiinflamatorio que ejerce en algunos tejidos del aparato digestivo. En el caso del cáncer de endometrio, se debe a la relación del café con menores niveles de hormonas sexuales libres en sangre, así como a la disminución de los niveles de insulina. En este punto también incluiríamos las bebidas y los alimentos azucarados, que se han asociado con la aparición del cáncer debido a que provocan sobrepeso y obesidad. Los alimentos con un nivel glucémico alto (azucarados) pueden suponer un incremento del riesgo de cáncer de endometrio por el aumento en los niveles de insulina que desencadenan.

5. Bebidas alcohólicas: el consumo de alcohol se relaciona con diferentes tipos de tumores, aunque cabe destacar que no es posible determinar con exactitud una cantidad segura. Los tumores más sensibles (es decir, los que tienen más riesgo con menor cantidad de ingesta de alcohol) son los de boca, laringe, esófago, mama y colorrectal. Los que aparecen con un consumo mayor (más de tres bebidas alco-

hólicas al día) son el cáncer de estómago, hígado y riñón. Esto sucede tanto por el efecto que tiene el alcohol en la síntesis del ADN, porque afecta en su reparación, como al efecto oxidativo e inflamatorio que hace que se promueva la alteración de los tejidos y que estas alteraciones puedan desembocar en un cáncer.

6. Suplementos y vitaminas no controlados: existen algunas vitaminas y minerales que en altas dosis pueden relacionarse con la aparición de ciertos tumores. El consumo de altas dosis de betacaroteno parece aumentar el riesgo de padecer cáncer de pulmón. Sin embargo, se recomienda que se realicen más estudios sobre este punto.

Aunque estos son los puntos más relevantes de cara a la alimentación y su importancia en función del tipo de tumor, el AICR plantea estrategias globales de cambio de perspectiva en la alimentación. No pensemos solo en quitar o incluir un alimento, sino en una manera global de comer. Lo que tenemos que cambiar son las bases de nuestros hábitos, no hacer dietas temporales. Y con esa perspectiva, la AICR propone una teoría muy interesante, denominada «el Plato de Harvard», que integra una alimentación saludable en cada comida. Consiste en tomar un solo plato, que dividimos por la mitad. En una mitad vamos a poner fruta y verdura, y en la otra dejamos un cuarto para la proteína y un cuarto para los hidratos de carbono. A continuación, podéis ver un ejemplo de este tipo de plato:

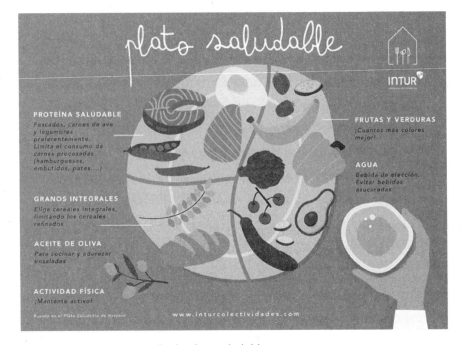

**Figura 2.** Ejemplo de plato saludable, con proteína, granos integrales, aceite, frutas y verduras. Fuente: <www.inturcolectividades.com>.

Por supuesto, esta es una recomendación genérica en la que los problemas y necesidades individuales no se ven atendidos de manera correcta. En este sentido, aquellas personas que lo necesiten deberían acudir a un nutricionista para que las ayude a planificar su alimentación de forma personalizada y adecuada a su caso.

# HACER EJERCICIO FÍSICO

Hacer ejercicio físico se ha convertido en un pilar fundamental de la prevención de muchas enfermedades, también del cáncer. Se ha demostrado que un ejercicio moderado disminuye el riesgo de sufrir hasta trece tipos de tumores, entre los que destacan el colorrectal, de endometrio, de mama (en mujeres posmenopáusicas), de esófago, de hígado y de pulmón. También se ha relacionado con un menor riesgo de cáncer de vejiga, renal y gástrico.

Los mecanismos son múltiples y, aunque se conocen muchos de ellos, cada día se descubren nuevos beneficios a nivel molecular y fisiológico que se suman a los argumentos ya conocidos en favor del ejercicio. Por todo ello, la respuesta a la pregunta que abría este capítulo es: sí, el ejercicio físico previene muchos tipos de cánceres. Los cambios fisiológicos a que conduce el ejercicio hacen que este no solo ejerza una prevención primaria (prevenir que la enfermedad aparezca por primera vez), sino que también son esenciales para la prevención secundaria (si ya ha aparecido la enfermedad, evitar que vuelva a aparecer).

## Aumento de la funcionalidad del sistema inmune

El sistema inmune desempeña un papel determinante en la prevención del cáncer. Ayuda no solamente a que el cuerpo luche contra las infecciones, sino también a que elimine células dañadas que no pueden autorregularse, lo que hace que tenga una función relevante en la detección y eliminación de células que pueden ser precursoras de un tumor.

Se ha demostrado que el ejercicio físico potencia la respuesta del sistema inmune, aumentando su funcionalidad. Su efecto antioxidante, además, protege el cuerpo de enfermedades inflamatorias y de una respuesta no controlada del propio sistema inmune.

## Reducción de los niveles de inflamación de bajo grado mantenidos

La inflamación es una respuesta fisiológica normal del sistema inmune cuyo objetivo es prevenir, limitar o reparar daños en los tejidos del cuerpo. Estos daños pueden provocarlos patógenos externos (bacterias o virus) o biomoléculas que nosotros mismos producimos.

La inflamación aguda es un proceso necesario y ayuda a movilizar diferentes respuestas biológicas que facilitan que el cuerpo se recupere de un daño concreto. El problema aparece cuando la inflamación se mantiene en el tiempo, ya que esto puede ocasionar que los tejidos comiencen a funcionar mal o que las células se alteren, promoviendo la aparición de tumores. Esta inflamación mantenida se conoce cómo «inflamación crónica de bajo grado» y tiene un efecto a largo plazo que se relaciona con muchas enfermedades importantes de nuestro siglo (cardiovasculares, diabetes, metabólicas, cáncer, asma...). Y ¿qué es lo que produce esta inflamación de bajo grado? Pues vienen dados por diferentes mecanismos, entre los que destacan la grasa visceral, la obesidad, el sedentarismo y la edad.

El papel del ejercicio en este sentido es claro, ya que es necesario que sea de intensidad moderada para que el impacto sobre el estado de inflamación global y sobre el sistema inmune se produzca dentro de un equilibrio biológico que no afecte a otros tejidos o sistemas. Esto quiere decir que el ejercicio realizado debe ser, en la medida de lo posible, de intensidad moderada para que el sistema inmune no sufra en las horas posteriores al ejercicio y que exista una mayor protección del sistema nervioso para que tenga una mayor regeneración.

Además, se ha visto que la acción antiinflamatoria está relacionada con la activación en las células de una molécula que se llama AMPK (*adenosine monophosphate-activated protein kinase*). La AMPK aparece cuando el ejercicio genera picos de intensidad más alta. En este caso, debe combinarse con actividades de intensidad moderada. La contracción-relajación muscular estimula la aparición de diferentes factores antiinflamatorios, por lo que incluir ejercicios de fuerza con pesos bajos y muchas repeticiones, así como ejercicio cardiovascular de intensidad moderada, con picos de intensidad más alta, puede favorecer la promoción de factores antiinflamatorios. Los factores antiinflamatorios se secretan directamente por el músculo al hacer ejercicio y reciben el nombre de «miokinas». Estas moléculas facilitan, entre otras cosas, no solo la regeneración de los tejidos, sino también la movilización de las grasas para evitar que se acumulen a nivel visceral y que se peguen a las paredes de las arterias y den lugar a ateromas o placas de grasa. Además, impiden que se genere resistencia a la insulina a nivel muscular, lo que previene enfermedades como la diabetes tipo II.

## Aumento de la sensibilidad a la insulina

La insulina es una hormona liberada por el páncreas cuya función es introducir la glucosa (el azúcar) de la sangre dentro de las células musculares para guardarla en forma de glucógeno y utilizarlo cuando sea necesario, como, por ejemplo, durante el ejercicio. El objetivo principal de la insulina es, por tanto, controlar los niveles de glucosa en sangre. La insulina se libera después de comer, que es cuando la sangre presenta una mayor cantidad de glucosa. En este momento entiende que tiene energía suficiente en la sangre, por lo que se ponen en marcha diferentes mecanismos para que la energía extra se guarde en el músculo o en forma de grasa.

Como el cuerpo considera que dispone de energía y que la sobrante se está acumulando, durante las horas posteriores reduce la movilización y, por tanto, el gasto de grasa. A mayor cantidad de insulina liberada, más tiempo perduran los efectos. Es por eso por lo que cuando hacemos una comida muy copiosa o tomamos algo dulce se producen picos de glucosa, por lo tanto se libera una gran cantidad de insulina que hace que estos efectos se mantengan durante más horas después de comer. También el sedentarismo, el envejecimiento y la mala alimentación pueden hacer que el cuerpo necesite cada vez más insulina para conseguir los mismos efectos. Este proceso se llama «resistencia a la insulina».

Al liberar insulina, se activan unos factores de crecimiento que, en gran medida, afectan a los tejidos y alteran su funcionamiento. Estos factores de crecimiento asociados a la insulina activan las vías de uso de la glucosa en la producción de energía de la célula y se ha demostrado que pueden ayudar a alimentar las células tumorales.

El ejercicio físico, especialmente el de intensidad moderada con picos de intensidad, ya sea mediante ejercicios cardiovasculares o de tonificación y fuerza, favorece la activación de las moléculas AMPK, que también ayudan a generar unos receptores en las membranas de las células que actúan como puertas para la insulina. Estos receptores se llaman GLUT-4. Al generar más puertas para la insulina, las células musculares tienen más fácil que la insulina entre dentro de ellas, con lo que se necesita menos insulina en la sangre para conseguir los mismos efectos. Esto reduce la insulina que el páncreas tiene que generar, lo que también se relaciona con la liberación de menos factores de crecimiento asociados a la hormona, menor tiempo después de comer sin movilizar las grasas y menor alteración metabólica a nivel celular, lo que representa una cantidad de comida menor para las células tumorales.

## Disminución de las hormonas sexuales

Las hormonas sexuales se producen por medio de los órganos sexuales en los hombres y durante la edad fértil en las mujeres. Tras la menopausia, las hormonas sexuales se producen por la grasa subcutánea a través de una encima que se llama «aromatasa». Estas hormonas tienen dos funciones fundamentales: una conocida por la población general, que es la de la reproducción, y otra, menos conocida, que es la del control metabólico. Con la expresión «control metabólico» nos referimos a que las hormonas sexuales intervienen en la producción de la energía, en la movilización de las grasas, en el control de la saciedad o en el control de la liberación de la insulina (¡¡sí!!, otra vez la insulina). Todo está relacionado. Y hasta aquí, las hormonas sexuales muestran una cara amable.

Sin embargo, un alto nivel de hormonas, o una exposición muy prolongada de algunos tejidos a las hormonas, puede alterar el crecimiento de las células de estos tejidos, principalmente el mamario y el prostático, cuyas células se estimulan y dividen con las hormonas sexuales. Por ello, algunas alteraciones en el tejido de la mama o de la próstata, como los tumores, se estimulan con las hormonas sexuales. Esto se asocia con factores genéticos, pero también con la cantidad de grasa corporal: a mayor cantidad de grasa, mayor producción hormonal.

El efecto que tiene el ejercicio es que, por diferentes vías, reduce la cantidad de hormonas sexuales libres en la sangre, lo que ayuda a que los tejidos se vean menos expuestos y estimulados por ellas. Además, la labor metabólica que realizan las hormonas sexuales también la realiza el ejercicio, de modo que el gasto calórico y la salud metabólica no se ven afectados, aunque disminuyan sus niveles en la sangre.

## Disminución de la grasa corporal

La grasa corporal es el tejido que se acumula a nivel visceral y subcutáneo en pequeñas bolsas, llamadas «lipocitos», para producir energía cuando la necesitemos, si en ese momento no tenemos acceso a alimentos. Son un salvoconducto a la supervivencia en momentos de hambruna. Actualmente, en el mundo occidental tenemos acceso ilimitado a alimentos —saludables o no— en cualquier momento, lo que hace que el tejido graso se acumule y, por lo general, no se gaste si no hacemos un esfuerzo para ello. A esto se le suma la publicidad, que los alimentos cada vez llevan más azúcar para aumentar la necesidad de seguir consumiendo y la presión social, ya que todo lo celebramos comiendo y bebiendo.

Cuando existe una gran cantidad de tejido graso, este provoca una inflamación de bajo grado, un aumento del nivel de hormonas sexuales en la sangre que incrementa la sensación de hambre y disminuye la de saciedad, altera el buen uso de la energía y hace que cueste más movilizar las grasas para producir la energía. El ejercicio físico ayuda al cuerpo a movilizar el tejido graso, ya que el incremento del gasto calórico, tanto cuando se hace ejercicio como después, implica que se gasten más grasas durante más tiempo. Ayuda, además, a aumentar el número de vasos sanguíneos que llegan al tejido graso y eso permite que el cuerpo movilice de forma más sencilla las grasas para producir energía. Las personas que hacen ejercicio, como consecuencia, utilizan más las grasas como fuente de energía durante la práctica deportiva que aquellas que nunca lo hacen. Por tanto, conseguir un aumento en grasa a través del ejercicio es un proceso que lleva un tiempo, ya que requiere de una adaptación del cuerpo.

## Disminución de los niveles de radicales libres y especies oxidativas (ROS)

Los radicales libres y las especies oxidativas son moléculas que se conocen como «agentes oxidantes». Su efecto en el organismo es que pueden alterar el ADN y favorecer que se produzcan mutaciones o daños genéticos que afecten al control de la división y la muerte celular. Estos daños también se ven con los rayos ultravioletas del sol y de las pantallas de autobronceado.

El ejercicio físico ayuda a neutralizar gran número de estos radicales libres, ya que participan en el proceso de producción energética que se da durante la actividad de intensidad moderada-alta. Esto hace que quede un menor número de agentes disponibles para poder dañar el ADN.

## EL BENEFICIO GLOBAL DE HACER EJERCICIO

Todos estos cambios fisiológicos de manera combinada aportan a las células un mejor funcionamiento, mayor estabilidad y mayor equilibrio energético, de modo que las alteraciones que puedan llevar a la aparición de un

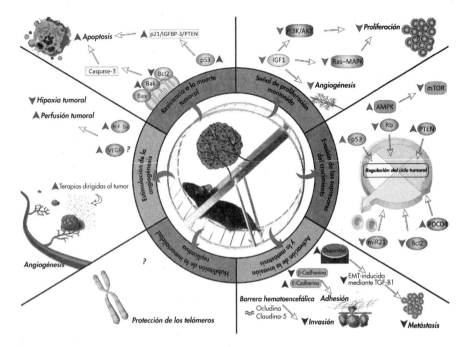

**Figura 3.** Efecto del ejercicio en la biología tumoral. Fuente: Ruiz-Casado, A., Martín-Ruiz, A., Pérez, L. M., Provencio, M., Fiuza-Luces, C., Lucia, A., «Exercise and the Hallmarks of Cancer», *Trends in cancer*, n.° 3 (6), junio de 2017, pp. 423-441. doi: 10.1016/j.trecan. 2017.04.007. Epub, 3 de junio de 2017. PMID: 28718417.

cáncer tengan una menor probabilidad de aparecer. Además, no solamente afectan a nivel celular, sino que mantienen el equilibrio (homeostasis) en la relación que existe entre las diferentes funciones del organismo, lo que hace que no solo se proteja al cuerpo frente al cáncer, sino también frente a otras muchas enfermedades.

## MANTENER UN PESO ADECUADO

El peso es un buen estimador de la salud, y un peso inadecuado se relaciona con muchas enfermedades no transmisibles. En este sentido, siempre es importante señalar que el peso por sí solo no nos aporta la información necesaria sobre la composición corporal. Este punto es interesante, ya que el músculo pesa más que la grasa y una persona puede tener un peso alto, pero no ser obeso porque tiene poca grasa. Por ello, normalmente, es recomendable ver el peso (o el índice de masa corporal, IMC, que es la relación entre el peso y la altura) dentro de un contexto global, combinándolo también con otros datos relevantes, como el perímetro de la cintura o la ratio cintura-cadera.

El IMC se obtiene dividiendo el peso en kilogramos entre la altura en centímetros al cuadrado. Como información general, se considera una persona con sobrepeso aquella cuyo IMC es superior a 25, y obesa, a una persona con un IMC superior a 30. Si lo planteamos en función del porcentaje de grasa, vemos que depende

|          | 18-39        | 40-60        | >60          |
|----------|--------------|--------------|--------------|
| Mujeres  | 33 % - 39 %  | 34 % - 40 %  | 36 % - 42 %  |
| Hombres  | 20 % - 25 %  | 22 % - 28 %  | 25 % - 30 %  |

**Figura 4.** Porcentaje de grasa a partir del cual mujeres y hombres presentan sobrepeso u obesidad de acuerdo a su edad.

de la edad. En la tabla anterior, puedes ver los porcentajes para hombres y mujeres conforme a la edad.

Otro valor importante es el índice cintura-cadera (ICC). El ICC se obtiene dividiendo la circunferencia de la cintura (o circunferencia abdominal) entre la circunferencia de la cadera. Si nos centramos en este índice, sabemos que, además de complementar la información del IMC, la circunferencia de la cintura por sí sola ya nos da datos muy valiosos, en especial sobre la grasa visceral. La grasa visceral se relaciona con un mayor riesgo de enfermedades metabólicas, cardiovasculares y de cáncer, especialmente por el aumento de la inflamación de bajo grado y de los factores proinflamatorios. En la siguiente tabla puedes encontrar los valores que se toman como normales o que indican una situación de sobrepeso u obesidad.

| | | Normal | Riesgo elevado | Riesgo muy elevado |
|---|---|---|---|---|
| Mujeres | Circunferencia de la cintura | <82 | 82-88 | >88 |
| Mujeres | ICC | <0,80 | 0,81-0,85 | >0,85 |
| Hombres | Circunferencia de la cintura | <95 | 95-102 | >102 |
| Hombres | ICC | <0,95 | 0,96-1 | >1 |

**Figura 5.** Circunferencia de la cintura e ICC en relación con los niveles normales y de obesidad.

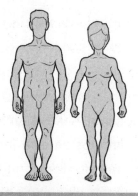
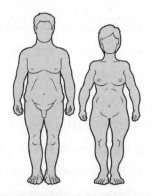

| NORMAL | |
|---|---|
| Menos de 95 | Menos de 82 |
| Circunferencia de la cintura (cm) | |
| NORMAL | |
| 18,5-24,9 | |
| Índice de masa corporal (IMC) | |

| PREOCUPANTE | |
|---|---|
| 95-102 | 82-88 |
| Circunferencia de la cintura (cm) | |
| SOBREPESO | |
| 25-29,9 | |
| Índice de masa corporal (IMC) | |

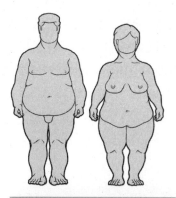

| GRAVE | |
|---|---|
| Más de 102 | Más de 88 |
| Circunferencia de la cintura (cm) | |
| OBESIDAD | |
| Más de 30 | |
| Índice de masa corporal (IMC) | |

**Figura 6.** Sistemas para calcular la medida corporal.

El sobrepeso y la obesidad durante la edad adulta aumentan el riesgo de gran número de tumores debido a que intervienen en diferentes procesos proinflamatorios, entre otras causas. La obesidad incrementa el riesgo de tumores bucolaríngeos, de esófago, aparato digestivo, páncreas, hígado, ovario, endometrio, riñón, colorrectal y de mama, especialmente en mujeres posmenopáusicas. En este sentido, intentar mantener una composición corporal con un adecuado nivel de masa grasa se relaciona con una mejor salud y con la prevención de muchas de las enfermedades no transmisibles (cardiovasculares, diabetes, síndrome metabólico y cáncer).

Lo importante es ser consciente de que el control del peso depende de muchos factores y que es una balanza en la que cuenta lo que te mueves y lo que ingieres (y la calidad de lo que ingieres). Por ello, desde WCRF dan algunos consejos sobre el control del peso. Plantean, por ejemplo, que:

- La actividad cardiovascular reduce el riesgo de ganar peso y que ya solo caminar diariamente puede ayudar a prevenir la obesidad y el sobrepeso.
- Los alimentos que tienen un alto contenido en fibra ayudan a disminuir el riesgo de ganancia de peso, sobrepeso y obesidad.
- Dar el pecho merma el riesgo de ganar peso, sobrepeso y obesidad infantil.

- Pasar mucho tiempo delante de las pantallas (ordenador, televisión…) aumenta el riesgo de aumento de peso, sobrepeso y obesidad.
- El consumo de bebidas azucaradas supone en gran medida un mayor riesgo de sobrepeso y obesidad.
- El consumo de comida rápida, alimentos ultraprocesados y seguir una «dieta occidental» acrecienta el riesgo de sobrepeso y obesidad.

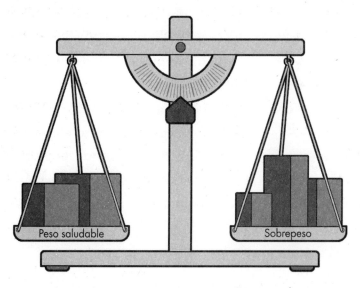

Peso saludable

Sobrepeso

– La actividad cardiovascular.
– Los alimentos con un alto contenido en fibra.
– Alimentación saludable y dieta mediterránea.
– Dar el pecho.

– Pasar mucho tiempo delante de las pantallas.
– El consumo de bebidas azucaradas.
– El consumo de comida rápida, alimentos ultraprocesados y seguir una «dieta occidental».

**Figura 7.** Peso saludable y sobrepeso.

## EVITAR LA EXPOSICIÓN A LA LUZ DEL SOL SIN PROTECCIÓN Y EN LAS HORAS MÁS AGRESIVAS DEL DÍA

La exposición a la luz del sol sin protección, así como a las pantallas de rayos UVA, conlleva el envejecimiento prematuro de la piel y una serie de daños y alteraciones en las propias células que pueden desencadenar diferentes tipos de cáncer de piel. Por ello, es fundamental protegerse tanto con cremas de protección solar como con protección física (prendas que cubran el cuerpo, gorros...), especialmente cuando se va a estar mucho tiempo al sol y cuando la exposición se da en las horas centrales del día. En la montaña y al practicar ejercicio al aire libre también es importante seguir estas recomendaciones, ya que, de acuerdo con un estudio relativamente reciente, las personas que realizan más ejercicio físico en su tiempo libre presentan un mayor riesgo de desarrollar melanoma.

## DAR EL PECHO A TUS HIJOS

Dar el pecho se ha relacionado con un menor riesgo de cáncer de mama e, incluso, de cáncer de ovario. En este sentido, aquellas mujeres que pueden y quieren amamantar a sus hijos pueden reducir el riesgo de tener estos tipos de tumores y controlar mejor la recuperación del peso tras el embarazo.

El objetivo de este capítulo era entender que los hábitos de vida que nos ayudan a estar más sanos no solamente tienen un impacto positivo en prevenir la aparición del cáncer, sino que también se relacionan con otras muchas enfermedades. Por ello, te animo a mantener hábitos saludables, más allá del riesgo de cáncer u otras enfermedades. Si tienes alguna enfermedad y haces gala de un estilo de vida saludable, cómo tu cuerpo se enfrente a dicha enfermedad y tu nivel de salud serán diferentes. La recomendación de toda la comunidad científica es que sigas estos hábitos de vida para cuidar y mantener tu salud, no por lo que pueda pasar. Y yo te lo recomiendo también.

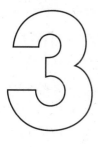

# ¿CÓMO EL EJERCICIO PUEDE AYUDAR A LAS PERSONAS DIAGNOSTICADAS DE CÁNCER?

Esta es una pregunta muy compleja y responderla de forma apropiada nos llevará varias páginas, tablas y dibujos. Si quieres dejarlo aquí y no seguir leyendo, te puedo asegurar que el ejercicio ayuda a los pacientes de diversas formas: a nivel físico, a nivel fisiológico, a nivel psicológico y a nivel social. Dependiendo de cómo utilicemos el ejercicio, podemos llegar a beneficiar estas cuatro dimensiones del ser humano de manera directa.

Si hablamos de datos, el ejercicio físico no solo se asocia con la prevención, sino también con una mayor supervivencia en las personas diagnosticadas de cáncer. En este sentido, la Sociedad Española de Oncología Médica (SEOM) publicó en 2020 su posicionamiento sobre el ejercicio físico y su impacto en los pacientes oncológicos en el primer grupo de Ejercicio y Cáncer de esta sociedad médica, que fue coordinado por el doctor Miguel Martín, jefe de servicio del Hospital General Universitario Gregorio Marañón y presidente de la SEOM en ese momento, y del que tuve la suerte de formar parte. En dicho estudio encontramos diferentes revisiones que analizaban cómo los pacientes que se mantenían activos mejoraban su supervivencia. En las mujeres con cáncer de mama se observó que el ejercicio físico puede mejorar la supervivencia en torno a un 40 y un 50 por ciento, y este porcentaje es todavía mayor en las mujeres diagnosticadas de cáncer de mama hormonal. En el caso del cáncer de colon, en aquellos pacientes que practicaban la actividad física de manera habitual la supervivencia se incrementaba en torno a un 20 o 40 por ciento. Otro grupo bien estudiado son los pacientes con cáncer de próstata, en los que el ejercicio físico puede favorecer la supervivencia entre el 40 y el 60 por ciento. Otros trabajos han versado sobre otros tipos de tumor y han concluido que los beneficios del ejercicio físico también se reflejan en pacientes con, por ejemplo, cáncer de riñón, donde la mortalidad se puede reducir hasta el 49 por ciento. En el caso del cáncer de pulmón, se observó una diferencia de supervivencia de casi el doble en el grupo de pacientes activos. Y en los pacientes con cáncer de esófago primario la supervivencia rondaba el 40 y el 70 por ciento.

Si ahora te quedas con las ganas de conocer cómo es esto posible, te lo cuento todo en el siguiente apartado.

## QUÉ CAMBIOS SE PRODUCEN EN EL ORGANISMO Y CÓMO EL EJERCICIO LOGRA REVERTIRLOS

La propia enfermedad y los tratamientos oncológicos generan una serie de alteraciones fisiológicas, físicas y del sistema nervioso que pueden impactar de manera negativa a nivel físico, psicológico y social. En este sentido, el ejercicio físico ayuda a revertir gran parte de estos cambios físicos y fisiológicos, además de traducirse en una mejora en la calidad de vida de las personas con cáncer, que también se revela en la parte emocional y social, especialmente si el ejercicio se realiza en grupo.

Sin embargo, no todos los tipos de ejercicio generan los mismos beneficios ni todas las personas en tratamiento oncológico van a experimentar los mismos efectos secundarios. Por ello, voy a resumir esta información en una tabla más adelante, aunque también la desgrano en las páginas siguientes, para que, si te apetece aprender sobre qué cambios se producen a nivel físico y cómo el ejercicio los revierte, puedas leer detalladamente las partes que más te interesen.

Lo primero es entender que todo lo que hemos comentado anteriormente, sobre todo la relación entre el ejercicio físico y los cambios fisiológicos y la prevención primaria del cáncer, se mantiene, con la misma importancia o más, en las personas que ya han sido diagnosticadas, de cara a la prevención secundaria. Estos cambios se pueden producir a muchos niveles: a nivel del tumor, del equilibrio fisiológico del organismo, a nivel físico y funcional o a nivel psicológico y social.

## CÓMO MEJORA EL EJERCICIO FÍSICO EL ENTORNO DEL TUMOR

Diferentes estudios en modelos animales muestran que el ejercicio físico puede ayudar a que las células tumorales sean menos agresivas. Uno de los estudios que describe con más detalle estos beneficios es una revisión muy completa publicada por una oncóloga española, Ana Ruiz, en 2017 junto con varios investigadores con gran experiencia en el tema, entre ellos, el médico del deporte Alejandro Lucía. Esta revisión y la que la SEOM publicó en 2020 describen los principales mecanismos de control del tumor que el ejercicio puede desencadenar. La investigación con ratones no es directamente «exportable» a los humanos, aunque sirve para hacernos una idea del beneficio en los pacientes. Sin embargo, los ensayos con ratones con una duración de entre cuatro y diez semanas equivalen a estudios en humanos que pueden llevar varios años de desarrollo.

En los todos los estudios revisados se llegaba a las siguientes conclusiones:

1. **El ejercicio físico ayuda a controlar el crecimiento celular y el propio tumor**. Además, en ratones que recibían diferentes tratamientos de quimioterapia se vio que los que hacían ejercicio presentaban un crecimiento tumoral menor. Esto puede deberse a varios mecanismos, como, por ejemplo, el control de los factores de crecimiento asociados a la insulina (comentado en el apartado «Hacer ejercicio físico»).

2. **El ejercicio físico también estimula diferentes vías que actúan como supresores de las células tumorales**, ya sea porque favorecen que las células envejecidas desaparezcan o por el aumento del control de las vías antitumorales en las células.

3. **Asimismo, el ejercicio físico aumenta la muerte de las células tumorales** a través de la activación tanto de moléculas que desencadenan la muerte celular (proapoptóticas) en células envejecidas como por la reducción de moléculas que evitan esta muerte celular (antiapoptóticas).

4. **El ejercicio físico incrementa el número de vasos sanguíneos «sanos» que llegan al tumor**, lo que hace que aumente la cantidad de

tratamiento que fluya a través de estos vasos a las células cancerígenas. Además, estos vasos producen lo que se llama una «normalización» del tumor, haciendo menos agresivo el entorno de las células tumorales.

5. **El ejercicio físico también se relaciona con una reducción de la capacidad de las células cancerígenas de separarse del tumor primario** y migrar a otras partes del cuerpo. De esta forma se ha visto que el ejercicio puede favorecer el crecimiento de una molécula que actúa como «pegamento» entre las células, dificultando que estas puedan invadir otros tejidos.

6. Como hemos visto en el apartado anterior, **el ejercicio físico puede ayudar a reducir el nivel de moléculas inflamatorias en el organismo**, otro de los puntos distintivos que pueden favorecer la agresividad del tumor.

7. Otro de los puntos más relevantes es el **papel del ejercicio en el estímulo del sistema inmune**, favoreciendo la acción antitumoral de algunas de estas células, las cuales se incrustan en el tumor y actúan desde «dentro del mismo» para combatirlo.

8. Por último, el propio músculo, al contraerse y relajarse repetidas veces, libera una serie de biomoléculas conocidas como **miokinas**. Estas miokinas son precursoras de procesos que mantienen la sa-

lud de las personas. Destaca también su acción antitumoral y de promoción del sistema inmune (como se explica en el apartado «Hacer ejercicio».

Recogiendo todos estos puntos, el ejercicio físico podría estimular una mayor llegada de tratamiento al propio tumor, generar un mayor control del crecimiento celular y favorecer una mayor actividad del sistema inmune ante las células cancerígenas, ayudando a que el propio cuerpo luche contra el tumor.

## CÓMO MEJORA EL EJERCICIO FÍSICO LAS ALTERACIONES FISIOLÓGICAS DE LOS TRATAMIENTOS

Uno de los grandes problemas de los tratamientos contra el cáncer es que generan cambios en el organismo que ocasionan un desequilibrio en algunas funciones del cuerpo, como la capacidad para producir energía o para regenerar los tejidos. Aunque esto suceda, los tratamientos contra el cáncer son más beneficiosos que perjudiciales y, por eso, son imprescindibles.

Sin embargo, se hace imprescindible ser consciente de estas alteraciones para intentar ponerles solución. Y el ejercicio es una de las grandes soluciones contra este desequilibrio. Así que ahora, si estás leyendo estas líneas y eres una persona que ha sido diagnosticada de cáncer, te toca ponerte en marcha y moverte. Mi lema siempre es «Ante el cáncer, muévete». Las alteraciones fisiológicas más importantes son fundamentalmente tres. Se relacionan entre sí y a su vez comportan cambios en el funcionamiento del metabolismo, de la capacidad de la regeneración de los tejidos, de la inflamación global o, incluso, en relación con situaciones de alteración emocional, de la concentración o de la capacidad de atención.

## 1. Pérdida de capacidad y de la funcionalidad mitocondrial

Las mitocondrias son las fábricas del organismo de producción de energía. Además, estimulan el gasto calórico y el uso de grasas e hidratos de carbono, utilizan radicales libres y evitan que estos dañen el ADN de las células. Algunos tratamientos de quimioterapia y las alteraciones hormonales que se producen en las mujeres (tanto por el tratamiento hormonal como por la quimioterapia) y en algunos hombres, especialmente cuando reciben tratamientos hormonales como en el caso del cáncer de próstata, reducen el número total de mitocondrias en las células musculares. Además, también se reduce la capacidad de las mitocondrias de regenerarse. Es decir, que las personas que han pasado por un proceso oncológico tienen menos mitocondrias. Con menos mitocondrias, produces menos energía y gasta menos calorías. Si produces menos energía, te sientes más cansado, y si gastas menos calorías, acumulas más fácilmente las calorías que ingieres.

Por tanto, las alteraciones en las mitocondrias producidas por la quimioterapia y el descenso en los niveles de hormonas sexuales desencadenan una situación de fatiga (no se produce energía) y de aumento de la acumulación de grasa (no se quema la energía). Y como están más cansadas, las personas en tratamiento se mueven menos y, como no se mueven, tienden a gastar cada vez menos calorías y las acumulan en forma de grasa. El problema, muchas veces, no está, por tanto, en la cantidad de masa muscular, sino en la funcionalidad de esa masa muscular.

Además, es importante recordar que uno de los tejidos con mayor número de mitocondrias en sus células es el músculo cardiaco, que conforma el corazón. El corazón debe moverse de forma constante y para ello necesita producir mucha energía. Si pierde las mitocondrias, también reducirá la energía que le permite moverse y, si no se revierte la situación, esto puede provocar diferentes alteraciones cardiacas.

## Tipo de ejercicio recomendado

La gran pregunta es: ¿cómo regeneramos las mitocondrias? Y esto tiene una respuesta muy sencilla: la única forma de regenerar las mitocondrias es a través del ejercicio físico. Todavía no existen tratamientos farmacológicos que sustituyan la importancia del ejercicio. Pero, lamentablemente, cualquier tipo de ejercicio no nos ayuda a recuperar nuestras fábricas de energía. Se ha demostrado que el ejercicio físico de tipo cardiovascular que combina cambios de intensidad es una de las fórmulas más efectivas para recuperar nuestras mitocondrias. Y no solo eso, sino que las mitocondrias de las células cardiacas también se recuperan y mejora la funcionalidad de nuestro corazón. Al combinar diferentes cambios de ritmo, el corazón también incrementa su flexibilidad y se vuelve más fuerte. Por eso, la base de todo entrenamiento para las personas que han tenido cáncer debe ser cardiovascular, ya que es el primer paso para revertir las alteraciones metabólicas, que, en muchos casos, impiden incluso que se pueda regenerar correctamente la musculatura. Después, deberemos trabajar la tonificación para que, además de las alteraciones metabólicas, también mejoremos la musculatura.

## 2. Alteraciones del sistema inmune

El sistema inmune es el centinela del cuerpo y se encarga de vigilar que todo funcione bien, también las células. Si estas se alteran, se destruyen a través de la acción del sistema inmune. Los tratamientos oncológicos reducen no solo la cantidad de células inmunes, sino también su funcionalidad. Es decir, tenemos menos células en nuestros ejércitos del cuerpo dispuestas para luchar, y, es más, algunas de estas células luchadoras se han olvidado las lanzas y los escudos en casa.

Algunos estudios se han centrado en ver cómo el ejercicio físico podía afectar al sistema inmune, puesto que se pensaba que el ejercicio de alta intensidad podría tener impacto también en estas células. Sin embargo, se han comprobado cosas muy interesantes:

1. El ejercicio cardiovascular de intensidad moderada ayuda a recuperar la funcionalidad del sistema inmune.
2. El ejercicio cardiovascular que mejora el sistema inmune es aquel que se realiza de forma constante y durante, al menos, 6-12 semanas, para poder ver un efecto estable y mantenido en el tiempo. ¿Qué quiere decir esto? Que hacer algo de ejercicio físico el día anterior a tener quimioterapia no aumenta las defensas. Es más bien un plan adaptado que combi-

ne y adapte la intensidad a las necesidades de cada persona durante el proceso lo que hace que, a lo largo del tiempo, las defensas mejoren poco a poco su función.

3. Y no hay que olvidar que el ejercicio no es magia. No te frustres si tus defensas siguen bajas, aunque te mantengas activo y hagas ejercicio habitualmente. Los tratamientos oncológicos son muy fuertes y puede que el ejercicio no sea suficiente para estimularlas. De hecho, muchas veces se utilizan fármacos para que la médula pueda producir más células del sistema inmune. Sin embargo, el ejercicio físico sí te va a ayudar a mantenerte más fuerte, aunque las defensas no lleguen a los niveles óptimos. Es decir, si no hay infecciones activas, puedes realizar ejercicio sin problema, pese a que las defensas estén un poco bajas.

## Tipo de ejercicio recomendado

Si tienes las defensas bajas, es recomendable realizar el ejercicio al aire libre o en ambientes muy ventilados. La intensidad debe ser moderada y, si incluyes algún pico de intensidad, deberías contar con bastante tiempo de recuperación (como 2-3 minutos). Un buen ejemplo es salir a caminar y realizar picos de intensidad de 30 segundos (trotar, subir cuestas o escaleras) y después caminar suave durante 1-2 minutos. Si te encuentras en forma, puedes hacerlo trotando o en bicicleta estática adaptando la intensidad del pedaleo.

## 3. Alteraciones en las hormonas sexuales

Las hormonas sexuales cumplen un papel fundamental en el correcto funcionamiento del cuerpo. Las tenemos muy identificadas como precursoras de la diferenciación sexual y de su importancia en el ciclo menstrual y el embarazo en las mujeres, pero participan en muchísimas funciones más. Por ejemplo, ayudan a que se movilicen las grasas y los hidratos de carbono, a que las mitocondrias gasten la energía de forma adecuada y a que las células se regeneren correctamente. También regulan diferentes funciones de la hipófisis, una parte del cerebro implicada en el control de otras hormonas y de algunas emociones.

Por ello, cuando se reducen aparecen algunos efectos secundarios como el dolor articular, más probabilidad de sufrir lesiones y dolores musculares y experimentar cambios de humor, y se reduce la cantidad de energía que se produce (el gasto calórico) y se incrementa la fatiga y la inactividad, lo que favorece el aumento de peso. También afectan a la regeneración y funcionalidad del corazón.

En esta alteración fisiológica, el ejercicio no revierte la situación aumentando la producción hormonal, sino que su acción fundamental es la de suplir las acciones que desempeñaban las hormonas sexuales. Esto es, el ejercicio ayuda a regenerar los tejidos, en especial el tejido cardiaco, a aumentar el gasto calórico previniendo el incremento de peso, a fortalecer las articulaciones y la musculatura y, por supuesto, también mejora la autopercepción y reduce los niveles de depresión y ansiedad.

Es muy importante ser consciente de que las mujeres jóvenes sometidas a tratamientos hormonales que conllevan la supresión ovárica o que dejan de tener la regla como consecuencia de los tratamientos con quimioterapia se convierten en menopáusicas antes de tiempo. En muchas ocasiones, vemos en las personas con las que trabajamos que, aunque hagan ejercicio, no llegan a disminuir la cantidad de grasa de manera significativa. Eso se debe a que el ejercicio que realizan gasta las calorías que ellas deberían gastar por su edad, por lo que la cantidad de ejercicio debe ser mayor y de mayor intensidad.

### Tipo de ejercicio recomendado

Si te encuentras en esta situación, es importante seguir realizando ejercicios cardiovasculares con picos de intensidad que ayuden a nuestro corazón, pero también combinar ejercicios de tonificación y fuerza, tanto fuerza estabilizadora como resistencia, que favorezcan la recuperación de las articulaciones y la musculatura. La combinación de este tipo de ejercicios con intervalos de intensidad moderada y alta supone un gasto calórico significativamente mayor, lo que ayuda a controlar el peso y el aumento de grasa. Sin embargo, no olvides que las hormonas sexuales participan en la regeneración de los tejidos y, por ello, al trabajar a intensidades más altas, necesitamos más tiempo de recuperación, al menos 48 horas.

Estos tres tipos de alteraciones son precursoras de muchos de los efectos secundarios que las personas con cáncer sienten y que son altamente limitantes: dolores articulares, cansancio, fatiga muscular, subida de peso, afectación de la musculatura y del funcionamiento del corazón. También es la base de elevados niveles inflamatorios y de que estos afecten también al cansancio y a la regeneración de los tejidos o favorezcan la acumulación de grasa.

Pero no todo es fisiológico, hay mucho más...

## CÓMO MEJORA EL EJERCICIO FÍSICO OTRAS ALTERACIONES PRODUCIDAS POR LOS TRATAMIENTOS

Se han identificado numerosas alteraciones que aparecen durante y tras los tratamientos con cáncer. Estas alteraciones afectan de diferentes formas y necesitan estrategias de ejercicio adaptadas a cada persona. No solamente la quimioterapia y la radioterapia pueden generar distintos efectos secundarios, sino que la cirugía y los tratamientos de mantenimiento también ocasionan diferentes alteraciones que afectan a la salud y la calidad de vida de las personas con cáncer. Y no nos olvidemos de que no todo es físico, también el ejercicio genera beneficios psicológicos, emocionales y sociales, aspectos muy importantes en el día a día de los pacientes.

He resumido estos efectos secundarios y el tipo de ejercicio más recomendado para ellos en unas tablas. Así podrás consultar los efectos secundarios de forma personalizada y en función de lo que necesites.

Si quieres más información, en nuestra web Ejercicio y Cáncer (www.ejercicioycancer.es) vamos incluyendo información detallada sobre cada uno de los puntos, así que no dudes en consultarla si te interesa.

| Efecto secundario | Combinación de ejercicios | Beneficios concretos del ejercicio | Precauciones |
|---|---|---|---|

**Problemas funcionales**

| Efecto secundario | Combinación de ejercicios | Beneficios concretos del ejercicio | Precauciones |
|---|---|---|---|
| Limitaciones físicas | Comenzar con movimientos suaves de las articulaciones y musculatura limitada. Estiramientos de cadera y abdomen. Tonificación progresiva de la musculatura de la cadera, el tronco y la espalda. | En primer lugar, buscamos relajar los músculos y reducir las adherencias entre tejidos. Aumentaremos progresivamente el rango de movilidad de la articulación. La tonificación mejorará la protección y el movimiento de las articulaciones. | Evitar ejercicios que generen dolor. |
| Linfedema | Estiramientos del miembro afectado. Actividad cardiovascular intensa combinada con natación. Tonificación general del cuerpo con el miembro afectado por encima del nivel del corazón. | Los estiramientos mejorarán la movilidad de los tejidos. Activación de los nódulos linfáticos profundos con la tonificación. Los ejercicios en agua ayudan al retorno venoso y linfático. | Siempre bajo supervisión de un fisioterapeuta. |

| Efecto secundario | Combinación de ejercicios | Beneficios concretos del ejercicio | Precauciones |
|---|---|---|---|
| Disfunción sexual | Rutinas de ejercicios de suelo pélvico. | Mejora la sensibilidad de los órganos sexuales y el control de dicha musculatura. | Realizar bajo la supervisión de un fisioterapeuta. |
| Disfunción urinaria | Rutinas de ejercicios de suelo pélvico. | Control de las pérdidas de orina gracias al entrenamiento del suelo pélvico y a un adecuado control del aumento de la presión abdominal durante el ejercicio. | Realizar bajo la supervisión de un fisioterapeuta. |

### Efectos secundarios de los sistemas del organismo

| | | | |
|---|---|---|---|
| Capacidad física | Actividad cardiovascular con cambios de intensidad. Tonificación global del cuerpo. | Los cambios de intensidad y el trabajo de tonificación mejoran la capacidad muscular de producir energía y su eficiencia a la hora de generar movimiento, reduciendo la fatiga. | Respetar los límites en la intensidad. Precaución en el trabajo de fuerza para evitar lesiones. |

| Efecto secundario | Combinación de ejercicios | Beneficios concretos del ejercicio | Precauciones |
|---|---|---|---|
| Cardiotoxicidad | Actividad cardiovascular con cambios de intensidad. Tonificación global del cuerpo. | Reduce la inflamación global del cuerpo. Mejorarla capacidad cardiaca y la fuerza del músculo cardiaco. Aumenta los vasos sanguíneos periféricos, lo que deriva en una reducción de la tensión arterial. | Respetar los límites en la intensidad. Precaución en el trabajo de fuerza para evitar lesiones. |

**Composición corporal**

| | | | |
|---|---|---|---|
| Pérdida de masa muscular | Actividad cardiovascular con cambios de intensidad. Trabajo de fuerza global de los grandes grupos musculares. | Reduce la inflamación global. Ayuda a la regeneración muscular. | Proceso paulatino para evitar lesiones. |
| Aumento de peso | Actividad cardiovascular con cambios de intensidad. Tonificación global del cuerpo. | Aumenta el gasto calórico y el uso de grasa durante el ejercicio, ayudando a equilibrar las calorías ingeridas y las gastadas. | Proceso paulatino para evitar lesiones. Evitar un alto impacto al principio y fortalecer articulaciones para no dañarlas. |

| Efecto secundario | Combinación de ejercicios | Beneficios concretos del ejercicio | Precauciones |
|---|---|---|---|
| Osteoporosis | Trabajo de fuerza de tren superior y espalda, combinado con fuerza de tren inferior. Actividades de impacto como caminar. | El trabajo de fuerza y de impacto moderado ayuda a la absorción del calcio y la regeneración de los huesos. | En caso de osteoporosis aguda, cuidado con cargar peso y con las actividades de alto impacto. |

## Efectos secundarios neurológicos

| | | | |
|---|---|---|---|
| Neuropatía periférica | Ejercicios de fuerza isométrica y propiocepción. Tonificación global. | El movimiento de los músculos y la tonificación ayudan a la regeneración del sistema nervioso, especialmente los ejercicios de propiocepción. | Proceso paulatino para evitar lesiones. Puede afectar al equilibrio y la coordinación, aumentando el riesgo de caída. |
| Pérdida de memoria o déficit cognitivo | Ejercicio cardiovascular. | Ayuda a mejorar la plasticidad cerebral, así como la irrigación de las células nerviosas y del cerebro. | Proceso paulatino para evitar lesiones. |

| Efecto secundario | Combinación de ejercicios | Beneficios concretos del ejercicio | Precauciones |
|---|---|---|---|
| **Efectos secundarios globales** | | | |
| Fatiga | Actividad cardiovascular con cambios de intensidad. Trabajo de fuerza de grandes músculos del cuerpo. | Las actividades de media-alta intensidad han resultado ser la mejor opción en la reducción de la fatiga crónica, disminuyendo la inflamación global y aumentando la capacidad cardiovascular. | Proceso paulatino para evitar lesiones. |
| Problemas de sueño | Actividades aeróbicas. | Reduce la inflamación global del organismo y aumenta la fatiga aguda, que mejora las necesidades de descanso. | Proceso paulatino para evitar lesiones. |
| Efectos psicológicos | Entrenamiento grupal y guiado. | Entrenar con personas en la misma situación puede tener un efecto beneficioso a nivel psicológico y motivacional. | |

## DESPUÉS DEL CÁNCER: EFECTOS SECUNDARIOS A LARGO PLAZO Y TIPO DE EJERCICIO MÁS EFECTIVO

Y después de los tratamientos… ¿qué?

Después de los tratamientos oncológicos, a veces se puede tener la impresión de que todo volverá de manera radical a la situación anterior. Desafortunadamente esto no suele ser lo habitual y, en muchos casos, estos efectos secundarios pueden mantenerse durante meses y años, aunque, por suerte, el tiempo puede ir suavizando sus efectos. También puede que haya tratamientos de mantenimiento durante varios años tras la quimioterapia o la radioterapia que mantengan estas alteraciones fisiológicas durante todo el proceso.

Por ello, lo más importante es ajustar expectativas y tener clara una cosa: el ejercicio será una pastilla para siempre. Se irá adaptando y cada vez te encontrarás mejor, pero ya no se debe abandonar el hábito. No nos olvidemos de que el ejercicio previene no solo la aparición del cáncer, sino también la recaída o aparición de otros tumores. También previene enfermedades cardiovasculares y la obesidad, dos de los grandes problemas asociados a quienes han superado un cáncer.

Una estrategia interesante para estas etapas es contar con la figura de un coach especialista en salud o psicooncólogo que pueda guiar a las personas con cáncer durante este proceso. Entender qué es lo que está pasando, asumir el proceso y aceptar nuestra nueva situación es muchas veces más importante para sentirnos bien que esperar que, cuando los tratamientos terminen, todo se acabará y volverá a ser todo como antes.

También es clave comprender que el cuerpo necesita tiempo para recuperarse de los tratamientos y que realizar ejercicio, comer bien y llevar un estilo de vida saludable son la base para ayudar a que nuestro cuerpo se recupere, pero que, sobre todo, necesita tiempo.

Dentro de la actividad profesional que desarrollamos en Ejercicio y Cáncer con el proyecto «Women in Motion», realizamos un estudio para ver las diferencias entre mujeres con historia previa de cáncer de mama (CM) y mujeres sin historia previa de cáncer de mama (NoCM), dividiendo cada uno de esos dos grupos en mujeres activas y mujeres inactivas. Incluimos 25 mujeres en cada grupo. A las mujeres de esos cuatro grupos (CM-ACT, CM-INACT, NoCM-ACT y NoCM-INACT) les valoramos su estado de salud física y emocional, y comparamos los resultados entre los grupos. La conclusión principal a la que llegamos es que el factor diferencial en la salud no era el haber tenido cáncer, sino que lo más definitorio era si hacían ejercicio o no.

¿Qué nos sugieren estos resultados? Que con independencia de que hayas sido paciente o no de cáncer, el ejercicio físico es fundamental para mantener la salud cardiovascular, física y emocional. Así que no lo dudes y, ante el cáncer, muévete.

## Los beneficios en función del tipo de ejercicio

Esta es otra de las preguntas de nuestro día a día: ¿qué es mejor?, ¿el ejercicio cardiovascular o el ejercicio de fuerza? Y aquí encontraremos muchas opiniones y marketing. Pero... ¿qué nos dice la ciencia? Que no hay ningún tipo de ejercicio mejor o peor, que ambos son imprescindibles porque cada uno aporta una serie de beneficios y se complementan.

A mis pacientes siempre les digo esto: si podéis hacer 60 minutos de ejercicio que os aporten beneficios en quince cosas, ¿por qué hay que elegir solo un ejercicio con el que solo se beneficien cuatro aspectos? Esa es la cuestión: hay que plantear estrategias combinadas que usen todos los tipos de ejercicio para que el beneficio sea lo más integral posible.

En este apartado, comparto contigo qué beneficios se han observado en función del tipo de ejercicio en los pacientes con cáncer, para que veas que no es una cuestión de competencia entre los tipos de ejercicio, sino de compromiso y adherencia de los pacientes para realizarlo.

## Ejercicio cardiovascular

Nos referimos a aquellos ejercicios que aumentan la frecuencia cardiaca y emplean gran cantidad de grupos musculares. Su práctica mejora la forma en la que el cuerpo utiliza y distribuye el oxígeno para producir energía, mejorando el sistema cardiovascular, el respiratorio, el musculoesquelético y el metabólico. Tradicionalmente lo relacionamos con ejercicios de desplazamiento: caminar, correr, nadar, montar en bicicleta, remo..., pero también se incluyen otros como bailar, aeróbic y otras disciplinas coreografiadas.

Este tipo de ejercicio tiene múltiples beneficios en el paciente oncológico. Se ha relacionado con un menor nivel de náuseas durante los tratamientos, especialmente el de intensidad moderada, favorece la actividad del sistema inmune, baja los niveles de inflamación, incrementa el gasto calórico y aumenta la capacidad cardiovascular, reduce la tensión arterial y mejora la circulación ayudando a que llegue más sangre y oxígeno a todas las partes del cuerpo. Consigue que nuestro cuerpo produzca energía de manera adecuada, facilita la funcionalidad cardiaca y logra que haya mayor movilización de grasas durante la práctica del ejercicio, previniendo la obesidad o las alteraciones de la composición corporal.

Se ha observado que siempre que realizamos ejercicios cardiovasculares con cambios de intensidad los beneficios son mayores, especialmente en la recuperación de los corazones que tienen riesgo de presentar cardiotoxicidad.

Esta disciplina es muy importante porque nos ayuda a que la conexión entre todos los sistemas sea adecuada. Por ejemplo, he visto que muchos pacientes que solo hacen fuerza mejoran su capacidad muscular, pero se agotan subiendo una cuesta. Esto significa que el ejercicio que estamos haciendo es insuficiente y no tiene ese impacto relevante a nivel de protección del corazón.

Otro de los puntos más importantes del ejercicio cardiovascular es que mejora la tolerancia a la alta intensidad de fuerza. Si realizas ejercicio de fuerza y lo combinas con ejercicio cardiovascular vas a tolerar más ejercicios de fuerza y te vas a recuperar mejor. Por ejemplo, en los últimos años era muy típico ver que Nadal terminaba un partido de muy alta exigencia física y se subía a una bici estática y pedaleaba durante un ratito. Esto le permitía mejorar la recuperación del músculo. Pues esto es lo mismo que ocurre (a otra escala) cuando mezclamos ejercicio de fuerza y cardiovascular, que se mejora la recuperación de los tejidos.

Por ello, las estrategias de ejercicio deben incluir, al menos tres días por semana, entre 30 y 40 minutos de ejercicio por sesión, a intensidades que combinen actividades de entre el 60 y el 85 por ciento de la frecuencia cardiaca máxima, como indican las principales guías y estudios de ejercicios en pacientes con cáncer en diferentes momentos de la enfermedad.

Algunas personas piensan que el ejercicio cardiovascular puede llevar a perder masa muscular o que no permite en gran medida la regeneración de la musculatura en quienes presentan sarcopenia o caquexia. Con estos términos nos referimos a la pérdida de masa muscular sin perder masa grasa o aumentando esta última, lo que supone una pérdida de musculatura más allá de lo que se considera saludable. Los últimos estudios nos hablan de que la sarcopenia y la caquexia pueden deberse a alteraciones en la forma en la que las células producen la energía tras los tratamientos. Se ven alteradas algunas vías metabólicas que hacen que las células se atrofien y se mueran. En este sentido, el ejercicio cardiovascular no solo no provoca pérdida de masa muscular, sino que facilita su regeneración.

En 2014 publiqué junto con el equipo del doctor Miguel Martín un estudio en la revista *Breast Cancer Research and Treatment* llevado a cabo con 94 mujeres con cáncer de mama, divididas de manera aleatoria en dos grupos: ejercicio y control. Durante doce semanas las integrantes del primer grupo practicaron una rutina de ejercicio cardiovascular combinado con fuerza de baja intensidad, sin incluir pesos externos altos como pesas o máquinas, con una frecuencia de 60 minutos, dos días por semana, mientras que el grupo de control mantenía sus hábitos de vida. Los resultados fueron concluyentes, ya que observamos que se reducía hasta un 1,5 por ciento la cantidad de grasa y se aumentaba en 1,8 kg la masa magra (esto es, los tejidos del cuerpo sin contar el agua, el hueso y la masa grasa). Sin embargo, en el grupo de control las mujeres disminuían su masa magra en casi 2 kg e incrementaban la grasa un 1,8 por ciento. Por tanto, el ejercicio cardiovascular ayuda a mejorar el músculo y hace que el ejercicio de tonificación sea más efectivo.

### Ejercicio de fuerza

Con el ejercicio de fuerza se aumenta la capacidad del músculo de vencer una resistencia. Al igual que el cardiovascular, se puede realizar con mayor o menor intensidad, pero se pueden modificar otros factores. Por ejemplo, trabajar con más o menos peso, realizar los ejercicios durante más o menos tiempo (más o menos cantidad de repeticiones), incluso a más o menos velocidad. Estos aspectos afectan de manera diferente nuestra masa muscular y nuestra adaptación en tendones, ligamentos o incluso en la capacidad funcional.

En los pacientes con cáncer la masa muscular adquiere mucha importancia, pero no solo la cantidad es importante, sino también cómo funciona. Se ha demostrado que una buena masa muscular mejora la tolerancia a los tratamientos, genera una mejor respuesta a estos y se relaciona con un aumento de la supervivencia.

Sin embargo, también tenemos que entender que, en ocasiones, esas relaciones pueden ser multifactoriales y pueden deberse a que las personas que mejor reaccionan a los tratamientos son aquellas con estado físico menos deteriorado al encontrarse en una fase de la enfermedad menos agresiva. Es decir, su tumor está respondiendo mejor y por eso presentan más masa muscular. Por ello, no podemos centrarnos únicamente en el músculo y en su tamaño. Debemos cuidar el músculo, por supuesto, pero asimismo cuidar de que funcione bien, y eso se consigue combinando diferentes tipos de ejercicio cardiovascular y de fuerza.

Los ejercicios de fuerza aportan numerosos beneficios a los pacientes o supervivientes de cáncer:

- Mejoran la funcionalidad y el movimiento.
- Fortalecen y dan estabilidad a las articulaciones.
- Facilitan el movimiento de la musculatura.
- Permiten movilizar más peso.
- Incrementan la cantidad de masa muscular.
- Previenen las lesiones.
- Aumentan el gasto calórico en reposo, lo que resulta especialmente útil en caso de sobrepeso o de gasto calórico disminuido.

- Ayudan a la regeneración del sistema nervioso periférico, lo que disminuye las neuropatías periféricas.

En algunos casos concretos, estos ejercicios resultan de gran utilidad, por ejemplo:

- En pacientes con una enfermedad gastrointestinal, reducen los reflujos, mejoran la calidad del sueño, aumentan el apetito.
- En las personas que no pueden realizar ejercicios cardiovasculares de alta intensidad, el ejercicio de fuerza permite aumentar la intensidad, lo que conlleva numerosos beneficios, como la reducción de la inflamación global. Se tolera mejor cuando se combina con ejercicio cardiovascular.

Por último, es necesario considerar si las personas con cáncer presentan alteraciones articulares u óseas a la hora de trabajar diferentes grupos musculares. Te lo contamos más en detalle en el capítulo dedicado a los pacientes en un estadio avanzado de la enfermedad.

Las rutinas recomendadas de tonificación son de 30-40 minutos de ejercicio de fuerza a la semana en intensidades que van desde el 60 al 80 por ciento de la capacidad muscular máxima. No se recomienda la alta intensidad, ya que con los tratamientos oncológicos se tarda más tiempo en recuperarse tras el ejercicio de alta intensidad, lo que hace que puedan lesionarse con las cargas.

Este tipo de ejercicios va a ser esencial a la hora de mejorar la capacidad física y la funcional de las personas con cáncer. Cuida las posturas para no hacerte daño y pregunta a un profesional para que te enseñe una buena técnica, pero no dudes de que el ejercicio de fuerza, en cualquiera de sus versiones, te va a ayudar a sentirte mejor.

## Ejercicios de equilibrio, propiocepción y estiramientos

En los últimos años, muchos estudios han incidido en la necesidad de incluir otros ejercicios que mejoren de manera específica otras alteraciones muy concretas en personas que tienen y han tenido cáncer. Se ha demostrado que los ejercicios de equilibrio, propiocepción y de carácter neural son claves en la coordinación, es decir, la capacidad de que los músculos hagan un buen trabajo en conjunto. Este punto adquiere mucha importancia en la fase de regeneración nerviosa de los pies, las manos o incluso los tobillos, mejorando así el equilibrio que se ve afectado en los tratamientos, pero también en cómo nos movemos, la funcionalidad, ya que se ayuda a que el sistema nervioso mejore de manera mucho más completa. No solo llega más información a los músculos, sino que trabajan de forma coordinada entre ellos. Por ejemplo, este tipo de ejercicios es el que ayuda a que, si te tropiezas, puedas responder con el otro pie y quede solo en un traspié, que puedas avanzar sin llegar a caerte. O que tengas más facilidad para empinarte con un solo pie para coger algo de la balda superior. Son ejercicios con un gran impacto en el día a día y, por tanto, en la calidad de vida. Sus beneficios son muy valorados por los pacientes.

Entre estos ejercicios podemos destacar los equilibrios con un pie e intentar mantener ese equilibrio generando movimientos con el otro o con el resto del cuerpo; caminar sobre una línea; caminar de puntillas o de talones; sentarse en una silla y levantarse elevando los brazos, caminar nada más levantarse y volver a sentarse en la silla controlando la bajada. Por último, incluimos aquí ejercicios con gomas, ejercicios en suspensión o TRX, o ejercicios de subida a escalón con diferentes tipos de movimiento o adaptaciones. Muchos de estos ejercicios son también de fuerza, pero lo más relevante es que, además de movilizar grandes pesos, implican muchos grupos musculares y requieren de mucha coordinación.

Incorporar los estiramientos al finalizar el programa de entrenamiento mejora la movilidad articular. Es más, se ha demostrado que los estiramientos, por sí solos, fortalecen el estado funcional y alivian la fatiga de los pacientes con cáncer. Es verdad que no se produce un estímulo metabólico importante, pero atenúan la tirantez de las zonas operadas y regulan la tensión de la musculatura implicada, con lo que se facilita también la recuperación muscular, tal y como se ha podido constatar en ensayos recientes con pacientes que sufren sarcopenia. De hecho, en 2018 el equipo de la doctora Christina Dieli-Conwright publicó un estudio donde se analizaba el papel del ejercicio en pacientes con cáncer de próstata con tratamiento hormonal. El grupo control realizaba solo estiramientos, y el grupo de ejercicio, ejercicios de fuerza. Los grupos presentaban diferencias en aspectos como la masa muscular o la grasa, pero no así en las variables funcionales, seguramente —y como dicen los autores— porque los estiramientos ejercen un impacto funcional en las personas que los practican de forma habitual. Los autores del estudio identificaron la necesidad de incluir ejercicios funcionales en las intervenciones y combinarlos con ejercicios cardiovasculares para que los beneficios fueran mayores.

Los estiramientos más utilizados son los estáticos, aquellos en los que se adapta una postura mediante la que un grupo de músculos elonga sus fibras durante unos segundos. Estos estiramientos los ponemos más de manifiesto en la musculatura que pueda estar acortada, tanto por una mala postura como por los tratamientos:

cuello, pectoral, axila, ingle, abdomen, lumbar, glúteo, cuádriceps, isquiotibiales, gemelo y sóleo.

Durante las sesiones de radioterapia, debemos tener cuidado con los estiramientos y realizarlos de forma suave y sin forzar para evitar que se pueda romper la piel. También en algunos casos después de la reconstrucción de mama, pero esto te lo indicará el cirujano. Después de esta, sí se recomienda incluir ejercicios de estiramientos de larga duración (entre tres y cinco minutos de ejercicios concretos) para prevenir fibrosis posteriores, no solo en la zona pectoral y axilar, sino también en la abdominal e inguinal, en el caso de que la cirugía y la radioterapia se hayan centrado en esa zona.

Todos y cada uno de los tipos de ejercicio descritos han mostrado beneficios tanto a nivel neural como a nivel cardiovascular, mejorando la composición corporal y el estado físico y anímico de las personas con cáncer. Por ello, un programa de ejercicios que carezca de alguna de las recomendaciones se queda corto.

Si necesitas ayuda o información sobre algún tipo de ejercicio, no dudes en acudir a centros especializados como Ejercicio y Cáncer o a tu polideportivo municipal. Pero lo más importante, no dejes de hacer ejercicio, sal a caminar y mantente activo, que es uno de los puntos más importantes durante y tras los tratamientos. Ante el cáncer, ¡¡¡muévete!!!

## Otros beneficios del ejercicio

**Entrenamiento al aire libre:** ya sabemos que el ejercicio físico aumenta las hormonas relacionadas con la felicidad y la alegría, y eso hace que nos sintamos mejor no solo nada más terminar, sino también en nuestro día a día. Sin embargo, no somos conscientes de lo importante que es el entorno. Existen diferentes estudios que han evaluado cómo el ejercicio físico en un entorno natural multiplica el estado de bienestar mental y emocional de los participantes. Esto se debe en gran medida a la exposición a colores verdes (parques, montaña...) y azules (cielo despejado, mar...) de la naturaleza. Además, tras la pandemia y el confinamiento, hemos aprendido a valorar más los espacios abiertos y el aire libre. Por todo esto, los estudios nos demuestran que tanto la adherencia como el estado socioemocional de los participantes mejora en espacios naturales. Es recomendable, por tanto, que se realice ejercicio al aire libre, en parques con vegetación o en zonas de mar preparadas para tal actividad. Si tienes la suerte de vivir cerca de la montaña, de un parque o de la costa, no lo dudes: aprovecha estos lugares para hacer ejercicio, que seguro que notarás la diferencia.

**Entrenamiento en grupo:** muchas personas se plantean hacer ejercicio solas, pero otras muchas saben que un horario y un grupo al que acudir las va a ayudar a mantenerse activos por el compromiso que adquieren. Ya lo habrás oído: «Si me apunto, voy». Y muchas veces lo relacionamos con el hecho de pagar por una actividad. Pero no. Varios estudios recogen lo que más afecta a las personas durante el proceso oncológico para mantenerse activos: los denominados factores de adherencia. El parámetro que más se repite, durante y después de los tratamientos, es realizar ejercicio físico en compañía. En este caso, el grupo toma una importancia mayor porque, según nos cuentan nuestros pacientes, son momentos en los que se sienten comprendidos. Pueden hacer bromas sobre los tratamientos, los dolores articulares o sobre tal o cual médico. Es un momento de total normalización de la enfermedad fuera de un entorno clínico en el que, además, se comparte información, trucos y consejos para afrontar efectos secundarios como las alteraciones de la piel y de las uñas, las llagas o los cambios en el sabor. Y esto es muy importante porque ayuda a que los pacientes puedan mantener su calidad de vida, además de ofrecer y recibir información que, en algunos casos, no llega por los canales habituales. El grupo se convierte en mucho más: acaba siendo un lugar de apoyo y de amistad.

**Progresa adecuadamente:** es esencial entender que el ejercicio debe personalizarse y adaptarse a las condiciones de cada persona, aunque se haga en grupo. Igual que partimos de momentos distintos y cada paciente comienza el camino en momentos diferentes (a nivel físico, en cuestión de tratamientos o del momento de la enfermedad...), también la forma en la que se evoluciona es personal. Es más, a veces nos encontramos con participantes que nos comentan que hay etapas en las que ven que avanzan muy rápido y después las mejoras se ralentizan. O sienten que progresan mucho y tras la cirugía se produce un retroceso... Todo esto es normal. Lo primero, cuando se parte de cero, la actividad ya supone que el cuerpo va a avanzar a pasos agigantados. Una vez que nos adaptamos, nos topamos con la primera meseta, y aquí mejorar conlleva más esfuerzo: aumentar el tiempo de entrenamiento, los días a la semana o la intensidad del ejercicio. Y cada paso nos lleva a que mejorar sea cada vez más complicado. En este punto, creo que es importante entender que el cuerpo no puede ir siempre hacia arriba; por eso, al plantear un entrenamiento, no pensamos siempre en avanzar: hay semanas de progreso y semanas de menor intensidad para que los entrenamientos puedan asimilarse, el cuerpo descanse y vaya hacia adelante. No nos olvidemos de que el avance se consigue mediante el descanso. Entender esto nos ayuda a no desanimarnos cuando vemos que lo que antes nos costaba poco conquistar ahora se nos antoja cada vez más difícil. Cuando llegamos a este punto, nuestros pacientes nos cuentan que les funciona muy bien plantearse retos que los animen a entrenar más y, sobre todo, que les lleven a enfrentarse a actividades que creen imposibles. Por ejemplo, hacer una ruta de cinco o seis kilómetros por el monte en compañía, preparar una ruta un poco más exigente y larga o preparar una carrera son los retos con los que solemos trabajar. La última experiencia fue llevar a quince mujeres con diferentes tipos de cáncer y en diferentes momentos de la enfermedad a la media maratón de Londres. 21,095 kilómetros que muchas se veían incapaces de completar. Esto las alentó a comenzar a correr o a salir más días a caminar. Algunas la hicieron corriendo; otras, caminando, y otro grupo, combinando caminar con correr. El reto no fue correr la media maratón de Londres, el reto fue prepararla durante seis u ocho meses con cambios de tratamiento, pruebas y operaciones de por medio. Sin embargo, las quince llegaron a la meta, todas en tiempo (daban cuatro horas y todas lo hicieron por debajo de las tres horas y cuarenta y cinco minutos). Este reto no solo las ayudó a avanzar, sino también a ver que podían enfrentarse a nuevos retos, siempre bien orientadas y preparadas. También las ayudó a ganar en seguridad en ellas mismas para poder seguir haciendo ejercicio de intensidad alta. Y ya estamos pensando en el siguiente reto, al que parece que se van a sumar muchas mujeres más.

## Otras actividades beneficiosas para luchar contra el cáncer

Recibo muchas invitaciones desde diferentes foros para hablar sobre los beneficios de distintas actividades en la lucha contra el cáncer, especialmente el yoga, el pilates o la marcha nórdica. Y muchas veces me veo obligada a quedarme fuera de estos eventos porque no creo que haya una sola actividad que mejore de forma integral la salud de los pacientes. Necesitamos combinar el ejercicio de alta intensidad con el de baja intensidad, lo que nos lleva a plantear diferentes tipos de actividades. Si realizamos una única actividad, las adaptaciones serán siempre menores, por eso es tan importante compaginar muchos tipos de actividades: pesos, velocidad en el ejercicio, etc.

Teniendo en cuenta todo esto, comparto contigo los beneficios de estas actividades y con qué otros ejercicios habría que combinarlas para que las personas que están pasando por un proceso oncológico experimenten una notable mejoría:

**Yoga:** práctica que recomiendan muchos especialistas médicos, ya que entienden que, al ser de intensidad baja y estar supervisada, los pacientes pueden realizarla sin problema. Esta actividad es muy variable, puesto que existen diferentes tipos de yoga y algunos incluyen ejercicios que, en función de la fase de la enfermedad, no siempre se pueden realizar.

En 2017, Cramer y sus colaboradores publicaron una revisión y metaanálisis donde se examinaba en más de dos mil pacientes el beneficio de practicar yoga comparado con, por una parte, aquellos que no realizaban ningún tipo de actividad y, por otra, aquellos que realizaban otro ejercicio. Se concluyó que las personas que hacen yoga, frente a las que no hacen otro tipo de ejercicio, mejoraban ligeramente la calidad de vida, pero no aliviaban los niveles de fatiga. Al compararlo con otros programas, el yoga resultaba insuficiente, mientras que el ejercicio cardiovascular y el ejercicio combinado eran más eficaces a la hora de incrementar la capacidad cardiovascular y la calidad de vida, y de mitigar la fatiga. La conclusión de esta revisión del equipo Cochrane (considerado el jamón Cinco Jotas de las revisiones) es que no se debe sustituir ningún tipo de entrenamiento específico de ejercicio oncológico más intenso por el yoga.

El yoga, no obstante, tiene otros beneficios, como la mejora de la estabilización de las articulaciones para que duelan menos o tengamos menos riesgo de lesionarnos, o el aumento de la flexibilidad y de la movilidad articular. Algunos tipos de yoga también resultan útiles para gestionar el estrés y la ansiedad. Pero a estos beneficios hay que sumarles el ejercicio cardiovascular o combinado, que ayuda a mejorar el gasto calórico y la capacidad cardiovascular. Por ello, debemos integrar estos entrenamientos para que también incrementen el número de calorías que se gastan. Si he de responder a la pregunta de «¿yoga sí o yoga no?», respondería siempre: «Yoga sí, pero acompañado de algo más intenso otros dos días por semana al menos».

**Pilates:** gran parte de la bibliografía actual sobre pilates en pacientes oncológicos se centra, especialmente, en la recuperación funcional tras la cirugía de cáncer de mama. En la mayoría de los casos, se utilizan programas desarrollados por fisioterapeutas o enfermeros especializados en oncología y rehabilitación en los que sí se observa una disminución del dolor de hombro y una mejora en la movilidad. Esto tiene una explicación, y es que el pilates es una excelente intervención rehabilitadora para incrementar la movilidad, siempre y cuando se realice con personas formadas. Pero una vez que se consigue la rehabilitación de la articulación a nivel postural o de movilidad, para avanzar se necesitan otras estrategias. El pilates también puede ser una estrategia efectiva a la hora de aplacar las artralgias producidas por la hormonoterapia, incluso comparadas con otros tipos de ejercicio. Se ha observado, además, que ejerce un impacto positivo en la depresión y en la ansiedad, especialmente en pacientes con cáncer de mama.

No existen muchos estudios con personas con otro tipo de tumores y, al igual que sucede con el yoga, contamos con la misma limitación, que cada clase dependerá de la capacidad del instructor y de la combinación con otro tipo de ejercicios que pueda realizar. En principio, el pilates puede ser una opción beneficiosa para los procesos poscirugía o como complemento a los programas de ejercicio combinado en las pacientes con cáncer de mama que presenten artralgias. Sin embargo, un buen programa que incluya ejercicios de fuerza isométricos y a velocidades lentas puede generar los mismos beneficios. Y lo más importante es que las mejoras se relacionan siempre con programas desarrollados por especialistas en rehabilitación. Según mi experiencia, el pilates debe combinarse con ejercicio cardiovascular de intensidad moderada-alta, ya que lo que esta actividad aporta es fuerza y ejercicio neural. Además, al no trabajar a alta intensidad cardiovascular, el desarrollo del corazón siempre será menor.

**Marcha nórdica:** en los últimos años hemos asistido al *boom* de la marcha nórdica. Consiste en caminar con bastones, lo que ayuda a mejorar la postura y a trabajar la fuerza de los brazos a la vez que se camina. Esta estrategia, al igual que el pilates, se ha utilizado sobre todo para tratar los dolores poscirugía y aumentar el volumen del brazo con linfedema. Sin embargo, una revisión reciente nos muestra que la calidad de los estudios con esta estrategia todavía es muy limitada. A la marcha nórdica, al igual que al yoga y al pilates, le falta la alta intensidad. Si esta actividad se mezcla con otras de fuerza con peso o se realiza durante una o dos horas puede generarse un gasto calórico que estimule el cuerpo y sea adecuado.

En todos los casos, volvemos al mismo punto: nos falta la personalización. Creo firmemente que las personas a las que les apasione alguna de estas actividades debe seguir haciéndola porque eso las ayudará a mantenerse activas. Pero en ningún caso serán la mejor opción porque falta adaptar la intensidad a la situación de cada persona y trabajar la alta intensidad para activar todas las vías biológicas relacionadas con la generación de nuevas mitocondrias. Por ello, aunque son actividades que benefician especialmente a grupos concretos de personas (los estudios se han realizado, por lo general, con cáncer de mama, mujeres supervivientes y que previamente no hacían ejercicio), no podemos generalizar sus beneficios. Y cuando los estudios incluyen a muchos pacientes, como sucede con la revisión de yoga, los beneficios se diluyen. Por tanto, practica la actividad que más te guste y combínala con algo más específico para ti. Eso sí, si solo puedes dedicar dos horas a la semana a realizar ejercicio, mi recomendación es que sea lo más adaptado posible a tus necesidades. No te dejes llevar por modas, ya que detrás de las ideas simples suele haber muchos intereses. Ten en cuenta que normalmente las cosas no son sencillas y la planificación de un programa de ejercicio para personas con cáncer no es algo tan fácil como salir a caminar.

# MI VIDA CON CÁNCER Y EJERCICIO FÍSICO
Por Marta Dorado Hernainz, 58 años

Hace poco menos de un año, por casualidades de la vida, empecé una actividad deportiva, el Dragon Boat. Me metieron en un chat por si me apetecía probar y pensé... y por qué no. Gracias a Ana Siles por incluirme en este fantástico grupo.

Era una actividad en grupo, y algunas de las personas habían padecido cáncer (como yo), otras no, pero empezamos y aquello nos gustó. Comencé a experimentar lo que era el deporte de equipo. Había muchas ganas y poca o ninguna técnica. Poco a poco fuimos adquiriendo conocimientos con muchas risas y mucho esfuerzo, y yo me sentía cada vez mejor.

Una de las compañeras del equipo comentó que necesitábamos reforzar nuestro físico porque remar es duro y había riesgo de lesiones. Esta compañera, que ya es amiga (¡¡Rebeca!!), me habló de un programa en el Retiro llamado Women in Motion, dirigido a personas que tenían o habían tenido cáncer, para hacer ejercicio físico. A mi aquello me pareció como de ciencia ficción porque en los diez años que el cáncer me había acompañado nunca me hablaron de la importancia del ejercicio físico.

Así que, motivada por la curiosidad de cómo era aquello del Retiro, pedí una cita. Me explicaron que primero es necesaria una valoración sobre tus niveles de corazón, grasa muscular, resistencia, etc. Pensé: «Vamos a ver qué es esto», y allí que fui. Primera sorpresa: Tigers Club, un club de *running*, ¡pero si yo no vengo a correr! ¿Me habré equivocado? Pero no, ahí estaba Soraya Casla esperándome. Soraya lleva el programa WIM dentro de Tigers Club. Empezamos la valoración y, de entrada, la veo anotando todo mi historial clínico desde mi primer cáncer, allá por 2012: tratamientos, efectos, etc. Después, pruebas físicas para medir corazón, pelo, grasa, etc. Conocía perfectamente mis tratamientos y los efectos secundarios que había padecido. Pensé: «Esto es serio».

El diagnóstico: tienes que fortalecer el abdomen porque la grasa corporal te puede pasar factura (para más inri, tengo una hernia que parece otra tripa más...). Me dijo que tenía que hacer ejercicios de cardio y fuerza, ¡entre los que se incluía correr! «¡Pero si yo no he corrido ni detrás del autobús cuando era joven!». Pero Soraya me dijo que el ejercicio se hacía en grupo y que cada una llevaba su nivel. Que no me preocupara...

Pasito a pasito, me acabaría sorprendiendo de lo que era capaz. Está claro que ella sabía de mi potencial más que yo misma. La experiencia es un grado.

No tuvo que convencerme mucho porque me apunté rápido. Sobra decir que el primer día creo que no hice ni 100 metros seguidos corriendo. No sabía ni cómo respirar y me ahogaba con dos zancadas. Recuerdo a varias compañeras que apenas me conocían que me decían al ver mis tímidas zancadas: «¡Ánimo!».

Fui avanzando lentamente, pero al poco tiempo de empezar mi enfermedad despertó: «Crecimiento de adenopatías en el retroperineo». Horror, ¿y ahora qué hago? Me hacen pruebas para entrar en un ensayo, y entro en abril. Lo comento con Soraya Casla, que me da pautas para seguir con el ejercicio. Ahora que ya estoy enganchada no lo voy a dejar, así que entro en el ensayo y sigo con mi deporte en el Retiro y con Dragon Boat. Cada vez más fuerte, a veces no doy crédito…

Llega el verano y nos plantean desde Tigers Club un reto: ¡la media maratón de Londres! «¿Pero cuánto es una media maratón?», pregunté. ¡Veintiún kilómetros! «Ay, madre, pero ¿seré capaz de hacerlo?». Nos dijeron que con preparación se puede, sea trotando o sea caminando rápido, pero se puede. ¡Y voy y me apunto! ¡Qué valor!

Bueno, pues vamos a por ello. En verano las clases

las hacemos online desde la playa, empiezo también con natación (¡hace muchos años era buena en el colegio!), continúo con WIM, Dragon Boat y empiezo a correr con una amiga *runner*, pero sobre todo buena amiga, que me ayuda muchísimo. A base de entrenar consigo hacer mi primer kilómetro ¡sin parar! Casi no me lo creo.

Pero, claro, todo no puede ser bueno. La enfermedad ha vuelto y he tenido que salir del ensayo. Mi oncólogo me ha recibido con la quimio sin perdón. Incertidumbre, miedo... Conozco el tratamiento porque ya me lo han dado y me sentó bastante mal, pero, en fin, vamos allá.

Primer ciclo: tres o cuatro días regular y retomo el deporte. Intento mantener mis rutinas: teletrabajo, alimentación sana, deporte y descansar. Parece que esta vez lo estoy tolerando mejor. ¿Tendrá algo que ver mi preparación física? Yo diría que sí.

Segundo ciclo: mismos síntomas que en el primero. Ni mejor ni peor, pero ya es uno menos y me siento fuerte después de esos primeros días. En dos días voy a por el tercero. En principio son seis ciclos. Mantengo la ilusión, sigo haciendo ejercicio exceptuando los primeros días tras cada ciclo.

Ha sido una suerte caer en el Dragon Boat y de rebote conocer a Soraya Casla y a Mónica Castellanos de WIM. Ellas han hecho posible que yo crea en mí. Han creado un grupo con una unión especial donde siento el cariño y el apoyo de todos. Sueño con pasar estos ciclos y... ¡¡a Londres!!

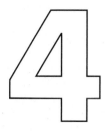

## CÓMO SABER
## EL EJERCICIO NECESARIO
## PARA CADA PERSONA
## CON CÁNCER

Siempre se dice que el ejercicio es bueno, pero la realidad es que no todo vale. Por ello, necesitamos personalizar, individualizar y contar con profesionales formados que sean capaces de adaptar el ejercicio a las necesidades de cada persona.

Cuando yo comencé con mi tesis, mi planteamiento era realizar programas de ejercicio basados en la danza y la expresión corporal. Pensaba que trabajar con aspectos que permitieran a las pacientes reencontrarse con el movimiento y con su cuerpo sería la manera más adecuada de afrontar una patología. Me equivocaba.

Durante una de mis estancias internacionales, la que compartí con el doctor Lee Jones, director de la Unidad de Ejercicio Oncológico del Memorial Sloan Kettering Cancer Center de Nueva York, uno de los centros más relevantes en oncología a nivel internacional, aprendí que lo importante no es reencontrarse con el cuerpo, sino utilizar el ejercicio como medicina. El reencuentro con el cuerpo se produce dependiendo de cómo se enseñe. Si el proceso de iniciación en el ejercicio incluye un trabajo de conocimiento personal, la persona que se inicia va a reencontrarse consigo misma.

Sin embargo, cualquier ejercicio no actúa como medicina, y ahí es donde es importante incidir y poner en valor el papel del especialista que actúe como nexo, ayudando a los pacientes a mejorar su salud y a los clínicos a entender qué tipo de ejercicio deben realizar estos. Debemos conocer el tipo de tratamiento y la situación física, social y emocional de cada persona. Por esto, en este punto existen varios retos:

1. El cáncer son muchas enfermedades distintas englobadas bajo una sola palabra. Cada tipo de cáncer es muy diferente de otro.

2. Según el cáncer diagnosticado existen múltiples estrategias de tratamientos y cada persona reacciona de forma distinta a ellos.

3. Cada vez más, las personas con cáncer presentan a su vez otras enfermedades asociadas, como obesidad, hipertensión, osteoporosis, hiperglucemia, problemas articulares...

Por tanto, debemos plantear estrategias que realmente mejoren la salud siendo conscientes de que cada persona tendrá necesidades concretas y deberá adaptar los ejercicios a su intensidad. Para ello, necesitamos seguir una pauta eficaz que nos permita conocer en profundidad a los pacientes y así poder darles las indicaciones personales necesarias para que aprendan a gestionar adecuadamente el ejercicio que tienen que hacer adaptado a su situación. Después, planificaríamos una estrategia que puede ser personal o grupal, en función de las necesidades de cada persona y de la institución en la que se desarrolle. En esta estrategia los pacientes han de entender cuál es su situación y qué tipo de ejercicio es el más apropiado. El primer paso para ello es realizar una evaluación inicial que nos facilite información general de la persona que va a comenzar a practicar ejercicio.

## EN QUÉ CONSISTE UNA EVALUACIÓN INICIAL Y POR QUÉ DEBEMOS HACERLA

Antes de que se comience a realizar ejercicio es importante saber en qué fase de la enfermedad se encuentra la persona, así como la situación física de la que parte. Esta evaluación nos orientará también en el tipo de ejercicio más indicado, no solo en la intervención supervisada, sino también en las recomendaciones generales que le demos al paciente de manera general.

La valoración inicial consiste en tener una visión global de los puntos físicos y fisiológicos que realmente queramos mejorar. En este sentido es muy importante conocer la historia clínica del paciente, analizar la composición corporal, calcular la capacidad cardiovascular, la fuerza y la funcionalidad. También pueden incluirse otros parámetros como la movilidad de hombro y cadera, la capacidad funcional del abdomen o el volumen de brazo/pierna si existe extirpación de los ganglios linfáticos de axila o inguinales. Estas valoraciones suelen realizarlas fisioterapeutas especialistas, que también tratan la prevención del linfedema o la recuperación abdominal tras las cirugías u otros tratamientos.

**Las valoraciones deben ser:**

• Coherentes con el tipo de ejercicio planificado.
• Útiles: deben valorar y dar información sobre parámetros que podamos modificar con el programa.
• Replicables: deben permitir que se vuelvan a realizar para ver la evolución.

Muchas personas con cáncer, cuando les hablas de realizar una valoración inicial, se echan las manos a la cabeza pensando que no tienen suficiente fondo físico o que se van a cansar mucho. Estas pruebas son para conocer el nivel inicial de los participantes, así que no hace falta hacerlo muy bien, solo hay que hacerlo.

## La valoración inicial es muy importante por diferentes motivos:

1. El especialista tiene la oportunidad de saber más de la persona con la que va a trabajar, de conocer su enfermedad, sus tratamientos y sus comorbilidades. En función de estos tratamientos los profesionales deben intuir qué efectos secundarios podrían experimentar los pacientes a largo plazo y cómo podrían interactuar con el ejercicio.

2. Ayuda a saber si el estado físico de la persona tiene alteraciones que puedan ser relevantes, como, por ejemplo, una capacidad cardiovascular baja o un nivel funcional reducido en comparación con la población normal. Este punto es muy útil de cara a conocer qué aspectos *a priori* conviene trabajar más con esa persona.

3. Nos ayuda a reconocer si esa persona precisa otras recomendaciones específicas que debe tratar de manera transversal a los programas de ejercicio o si necesita ser valorada por otros profesionales, como nutricionistas o fisioterapeutas, que la ayuden en función de los valores observados.

4. Por último, pero no por ello menos importante, permite conocer la evolución de cada paciente en el ámbito del ejercicio físico.

Los valores obtenidos en esta evaluación inicial deben ser útiles. ¿Qué quiere decir esto? Que merece la pena valorar aquello que pensemos que somos capaces de modificar y que se adecúa al programa de ejercicio que se va a realizar.

Por ejemplo, cuando trabajé en Estados Unidos, el equipo del doctor Lee Jones solo trabajaba (y trabaja) con ejercicio cardiovascular. Las valoraciones físicas se llevan a cabo con el objetivo de modificar los parámetros físicos y fisiológicos que pueden alterarse con programas cardiovasculares, como la capacidad cardiovascular, la cantidad de grasa y de músculo, la flexibilidad arterial y la estructura y funcionalidad cardiaca.

En este punto, los profesionales deben decidir qué pruebas o test son necesarios en función del programa de ejercicio que planteen o al tipo de paciente con el que van a trabajar. Las personas con cáncer que lean estas líneas también pueden hacerse su propia valoración inicial y comprobar cómo evolucionan. Para repetir la valoración, te recomendamos que esperes al menos entre diez o doce semanas para que el cambio que veas sea más realista y te muestre si el ejercicio que estás haciendo está generando cambios reales en tu cuerpo.

Si te animas a llevar un control sobre los cambios físicos y realizar estas valoraciones, te propongo algunos ejemplos.

## PARA VALORAR LA COMPOSICIÓN CORPORAL Y PESO

Puedes buscar una farmacia en la que cuenten con una báscula de bioimpedancia para medir tu composición corporal, es decir, la cantidad de grasa y de masa magra que tienes, además del nivel de hidratación o el peso óseo. Si te decides por esta fórmula, ten en cuenta un par de cosas:

- Intenta realizar esta prueba con el estómago vacío y habiendo comido algo similar el día anterior en los días que te hagas esta prueba. Por ejemplo, si te realizas esta valoración cada tres meses, que las dos comidas previas sean parecidas (cena y desayuno si la haces por la mañana, o desayuno y comida si la realizas por la tarde).
- Debes tomar medio litro de agua en la media hora anterior a la prueba y realizarla con la vejiga vacía.

También es recomendable no tomar café o no haber hecho ejercicio en las horas previas. Consulta con tu farmacéutico, que seguro que te asesorará en función del tipo de báscula que tenga. Normalmente no se pueden realizar bioimpedancias con marcapasos, pero no hay problema con Port-a-Cath® o catéter subcutáneo o PICC (otro tipo de catéter para infundir quimioterapia).

Si no tienes acceso a una bioimpedancia, puedes seguir valorando el peso, pero complementándolo con la circunferencia de cintura y de cadera. Puedes ver los valores de referencia en el capítulo 2.

## PARA VALORAR LA CAPACIDAD CARDIOVASCULAR

La capacidad cardiovascular es fundamental a la hora de saber si tu cuerpo es capaz de integrar de manera adecuada el funcionamiento del sistema circulatorio, el respiratorio y la producción de energía. Recuerda que cuanto mejor es nuestra capacidad cardiovascular, mejor es nuestra salud y mayor la supervivencia de los pacientes con cáncer y de la población en general. Sin embargo, no se debe valorar la capacidad cardiovascular de la misma manera en las personas que realizan ejercicio de manera habitual que en aquellas que nunca lo practican. Por ello, te propongo dos opciones para que valores tu capacidad cardiovascular de forma sencilla, en función de cuál sea tu nivel de actividad. Por supuesto, esta valoración es orientativa y no suple una prueba de capacidad cardiovascular desarrollada por especialistas en fisiología deportiva, donde se hace un estudio más extenso de la capacidad cardiovascular y la funcionalidad del corazón.

**Test de capacidad cardiovascular si no haces ejercicio. Test de los seis minutos caminando:**

Este test consiste en caminar durante seis minutos la mayor distancia posible. Es importante señalar que se realiza caminando, no corriendo. Si no superas los 400 metros en seis minutos, tienes una capacidad física y funcional baja. Entre 400 y 600, aproximadamente, es moderada y, si superas los 600 metros en seis minutos, tu capacidad funcional y cardiovascular es relativamente buena.

**Test de capacidad cardiovascular si haces ejercicio habitualmente. Test de Cooper:**

El test de Cooper consiste en recorrer una distancia en 12 minutos lo más rápido posible, intentando incluso trotar. La distancia recorrida se incluye en la siguiente fórmula, que estima tu capacidad cardiovascular. Para conocer tu nivel, te dejo unas tablas en las que se establece tu nivel físico en función del sexo y la edad.

VO2 máx. = 22,351 x distancia en km — 11,288

| EDAD | Muy baja | Baja | Moderada | Buena | Excelente | Superior |
|---|---|---|---|---|---|---|
| 13-19 | <25,0 | 25,0-30,9 | 31,0-34,9 | 35,0-38,9 | 39,0-41,9 | >41,9 |
| 20-29 | <23,6 | 23,6-28,9 | 29,0-32,9 | 33,0-36,9 | 37-41,0 | >41,0 |
| 30-39 | <22,8 | 22,8-26,9 | 27,0-31,4 | 31,5-35,6 | 35,7-40,0 | >40,0 |
| 40-49 | <21,0 | 21,0-24,4 | 24,5-28,9 | 29,0-32,8 | 32,9-36,9 | >36,9 |
| 50-59 | <20,2 | 20,2-22,7 | 22,8-26,9 | 27,0-31,4 | 31,5-35,7 | >35,7 |
| >60 | <17,5 | 17,5-20,1 | 20,2-24,4 | 24,5-30,2 | 30,3-31,4 | >31,4 |

**Figura 8.** Capacidad cardiovascular en mujeres.

| EDAD | Muy baja | Baja | Moderada | Buena | Excelente | Superior |
|---|---|---|---|---|---|---|
| 13-19 | <35,0 | 35,0-38,3 | 38,4-45,1 | 45,2-50,9 | 51,0-55,9 | >55,9 |
| 20-29 | <33,6 | 33,0-36,4 | 36,5-42,4 | 42,5-46,4 | 46,5-52,4 | >52,4 |
| 30-39 | <31,5 | 31,5-35,4 | 35,5-40,9 | 41,0-44,9 | 45,0-49,4 | >49,5 |
| 40-49 | <30,2 | 30,2-33,5 | 33,6-38,9 | 39,0-43,7 | 43,8-48,0 | >48,0 |
| 50-59 | <26,1 | 26,1-30,9 | 31,0-35,7 | 35,8-40,9 | 41,0-45,3 | >45,3 |
| >60 | <20,5 | 20,5-26,0 | 26,1-32,2 | 32,3-36,4 | 36,5-44,2 | >44,2 |

**Figura 9.** Capacidad cardiovascular en hombres.

## PARA VALORAR TU FUNCIONALIDAD

Si quieres conocer tu capacidad funcional, el test de sentarte y levantarte de la silla durante 30 segundos es muy útil. Puedes apoyar todo tu peso en la silla o simplemente flexionar las rodillas y tocar con el culete el asiento, como una sentadilla. En este caso, la altura del asiento debe llegar a la de tus corvas (parte trasera de las rodillas), más o menos. Este test es muy sencillo y nos dice que, si realizas menos de quince sentadillas, la capacidad funcional está por debajo de los niveles saludables. Cuantas más sentadillas realices sobre quince, mayor funcionalidad.

Es importante señalar en este punto que hay muchas formas más precisas de valorar la condición física. Estos test te darán una idea general del estado físico, y todos podemos llevarlos a cabo con facilidad. También hay test de condición física en bicicleta, de flexibilidad y movilidad articular, de potencia o de fuerza. Todos ellos son de gran utilidad, pero lo más importante es tener en mente cuál es nuestra base y si podemos mantener o mejorar nuestro estado físico y nuestra salud, poco a poco, para evitar que a la larga se deteriore.

# CÓMO VALORAR LA INTENSIDAD
# DEL EJERCICIO

Uno de los puntos que vemos que más se repiten en los protocolos de ejercicio físico en pacientes con cáncer es que la intensidad del ejercicio no es lineal, sino que cada vez es más habitual mezclar diferentes intensidades. La intensidad se puede medir de manera directa, con un pulsómetro en el caso del ejercicio cardiovascular, o con el porcentaje de kilos movidos en función de la resistencia máxima en los ejercicios de fuerza. Este tipo de valoraciones de la intensidad se suelen utilizar cuando trabajamos en proyectos de investigación o bajo supervisión de un profesional. Sin embargo, de manera autónoma, a quienes quieran hacer ejercicio quizá les resulte más difícil establecer cómo medir esta intensidad. Por ello, se utiliza una fórmula denominada «percepción subjetiva del esfuerzo», que se centra en cómo percibe cada persona el esfuerzo que está realizando en cada actividad. Por supuesto, es algo subjetivo y personal, pero con el tiempo también se va desarrollando la capacidad de percibir el esfuerzo con valores cada vez más cercanos a los valores directos.

En este tipo de valoración contamos con una escala en la cual cada persona identifica qué esfuerzo realiza del 1 al 10, siendo 1 la puntuación más baja de esfuerzo, similar a estar tumbado, y 10 la puntuación más alta, similar a un esfuerzo máximo que no nos permite seguir haciendo ejercicio. Para ello, te planteo una tabla, donde te adjunto algunos ejemplos de cómo te puedes sentir en función del nivel del esfuerzo, así como el porcentaje del esfuerzo real al que corresponde. Para hacernos una idea, la intensidad moderada se corresponde con una percepción de 6-7 y la intensidad alta, con una percepción del esfuerzo de 8-9.

| Valor de percepción del esfuerzo | Porcentaje de esfuerzo real | Ejemplo de sensaciones |
|---|---|---|
| 1 | | Tumbado en la cama. |
| 2 | | Sentado. |
| 3 | | Sentado. |
| 4 | 40-60 % | Caminar suave, poco esfuerzo. Puedo mantener una conversación fluida. |
| 5 | | Caminar. |
| 6 | 60-80 % | Caminar rápido, sensación de que puedo hablar, pero no de manera fluida. |
| 7 | | Puedo mantener la intensidad, pero no hablar durante un periodo largo de tiempo sin tener que parar. |
| 8 | 80-100 % | Puedo mantener la intensidad, pero no hablar durante un periodo corto de tiempo. |
| 9 | | No puedo mantener la intensidad durante más de 1-2 minutos. |
| 10 | | No puedo mantener la intensidad más allá de los 30 segundos. |

**Figura 10.** Ejemplos de sensaciones según el esfuerzo.

## EL MEJOR EJERCICIO CONTRA EL CÁNCER

Y esta es la pregunta del millón en todas las ponencias que realizo para pacientes. Contestarla no es tarea sencilla. Mientras escribía este apartado, hablaba con una de las mujeres que trato, y me comentó que falta una respuesta concreta sobre este punto, que eso de que hay que individualizar suena muy bien, pero que no facilita que las personas hagan ejercicio de manera autónoma.

Y es verdad. Pero también es verdad que hay que personalizar e individualizar el ejercicio físico, especialmente durante determinados procesos o momentos en los que pueden presentarse más problemas de salud. De ahí surge una de nuestras ideas base en Ejercicio y Cáncer: «Para cada cuerpo, una respuesta».

Independientemente de esto y de señalar la importancia de que, siempre que se pueda, se debe trabajar con un especialista en ejercicio oncológico, también los pacientes pueden hacer muchas cosas por su cuenta. Aquí te dejo unos consejos sobre el tipo de ejercicio que se puede practicar. Son consejos generales para que aquellos pacientes que quieran hacer ejercicio tengan algunas ideas sobre cómo sacarle el mejor partido a la actividad.

1. Siempre se debe realizar un calentamiento previo, con movilidad articular y diferentes tipos de desplazamiento, incluyendo ejercicio cardiovascular a intensidad baja y

activación muscular. Esta última consiste en realizar ejercicios isométricos, manteniendo una posición (como estar a la pata coja o hacer sentadillas apoyado en la pared) o ejercicios que implican el peso del cuerpo, como sentadillas, zancadas..., buscando, sobre todo, la implicación de las partes del cuerpo que más se van a trabajar en esta sesión. Los ejercicios isométricos y de propiocepción fortalecen las articulaciones, lo que ayuda a prevenir lesiones y molestias de este tipo. El calentamiento puede durar entre 10 y 20 minutos.

2. En la sesión principal, se debe combinar ejercicio cardiovascular y de fuerza. En este sentido, tienes tantas posibilidades como quieras, siempre y cuando incluyas ambos tipos de ejercicio en una sesión. Por supuesto, en función de cómo se trabajen y se mezclen, se potencian unos factores fisiológicos u otros, pero estarás trabajando de manera integral tanto el aspecto cardiovascular (protegiendo el corazón) como el de fuerza (protegiendo la musculatura y los tendones).

3. Intenta plantear estrategias variadas, por ejemplo, realizando primero la parte de cardio y luego la de fuerza; intercalando un ejercicio de fuerza con uno de cardio; trabajando un día con alta intensidad el cardio y la fuerza con menor intensidad, y viceversa; o realizando un circuito de fuerza y haciendo un descanso activo entre circuitos con ejercicios de cardio a intensidades más bajas.

4. Todas las sesiones deben incluir una parte que te lleve a trabajar intensidades altas. Para saber a qué intensidad estás trabajando, te recomendamos que utilices la escala de percepción del esfuerzo. Además, si tienes pulsómetro, puedes comprobar si tu sensación de esfuerzo y fatiga se corresponde con pulsaciones altas.

5. Adapta el tipo de ejercicio si fuera necesario. De esto hablaremos más adelante, pero, por ejemplo, durante los tratamientos de quimioterapia y radioterapia (u otros tratamientos que bajen las defensas), no se recomienda hacer natación por el alto riesgo de infección o por la irritación de la piel.

6. Adapta la intensidad en función del momento en el que te encuentres: las personas bajo tratamiento pueden ver que la capacidad física y la energía varía según la fase del ciclo. Eso no quiere decir que no puedan hacer ejercicio, pero sí puede ser interesante adaptar la intensidad los días que perciban un mayor cansancio y hacer ejercicios más suaves.

7. Por último, debes finalizar siempre estirando todo el cuerpo. Los estiramientos ayudan a mejorar el tono muscular, a relajar la musculatura más implicada y a activar procesos de recuperación en los músculos después de utilizarlos. Esto facilita que el beneficio del ejercicio sea mayor y que haya menor molestia y tirantez.

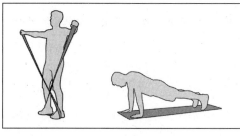

Los adultos deben realizar actividades de fortalecimiento muscular de intensidad moderada o más elevada para trabajar todos los grandes grupos musculares dos o más días a la semana.

Deben acumular un mínimo de entre 150 y 300 minutos de actividad física aeróbica de intensidad moderada, o bien un mínimo de entre 75 y 150 minutos de actividad física aeróbica de intensidad vigorosa, o bien una combinación equivalente de actividades de ambos tipos.

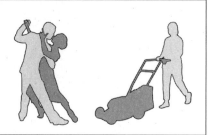

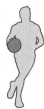 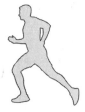

Los adultos pueden superar los 300 minutos de actividad física aeróbica de intensidad moderada, o bien los 150 minutos de actividad física aeróbica de intensidad vigorosa, o bien una combinación equivalente de actividades de intensidad moderada y vigorosa cada semana.

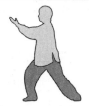

Dentro de su actividad física semanal, las personas mayores deben realizar actividades físicas multicomponente variadas que den prioridad al equilibrio funcional y a un entrenamiento de fuerza de intensidad moderada o más elevada tres o más días a la semana para mejorar su capacidad funcional y evitar caídas.

**Figura 11.** Recomendaciones de las sociedades científicas más importantes.

Además de la Organización Mundial de la Salud, existen otras instituciones que ya han hecho propuestas claras sobre lo que tienen que hacer los pacientes oncológicos. Esto se recoge en las últimas guías del Colegio Americano de Medicina Deportiva, el cual congregó a un grupo de expertos en ejercicio y cáncer, y, tras revisar todos los protocolos de ejercicio físico en esta población, propuso las siguientes recomendaciones:

- Mantener 150 minutos de ejercicio moderado o 75 de intensidad alta. En el primer caso, se deberían incluir tres sesiones de ejercicio cardiovascular de 30 minutos de duración entre el 60 y el 100 por cien de intensidad cardiovascular, y dos sesiones de fuerza de otros 30 minutos con intensidades entre el 60 y el 80 por ciento de la fuerza máxima. En el caso de alta intensidad, se debe incluir, al menos, dos sesiones de intensidad alta a nivel cardiovascular (por encima del 75 por ciento de la frecuencia cardiaca máxima) y una sesión de fuerza de alta intensidad (percepción del esfuerzo por encima de 8).
- Combinar con picos de intensidad en la parte cardiovascular.
- En la parte de fuerza se deben incluir todos los grupos musculares y actividades de carácter neural.

- Estirar y trabajar el equilibrio como protocolo transversal de cara a prevenir lesiones y mejorar la fuerza de las articulaciones, así como la activación nerviosa de la musculatura de pies, tobillos y la parte inferior de la pierna.

## Estas son las recomendaciones generales de ejercicio:

1. Calentamiento: movilidad articular y ejercicio cardiovascular suave. Preparar el cuerpo.
2. Parte principal: diferentes tipos de sesiones que combinen ejercicio de fuerza o cardiovascular. Te pongo varios ejemplos:

   a) Realizar un minuto de ejercicio cardiovascular y un ejercicio de fuerza, realizando doce repeticiones, dos veces. Alternando brazos y piernas. Repetir esta estrategia en seis bloques.

   b) Realizar cuatro ejercicios de fuerza de piernas durante un minuto cada uno, y descansando 30 segundos entre ejercicios. Incluir un minuto de descanso y un minuto de ejercicio cardiovascular con 30 segundos a intensidad suave y 30 segundos a intensidad fuerte. Repetir dos veces.

   c) Realizar un ejercicio de fuerza del tren superior y un ejercicio de fuerza del tren inferior, diez repeticiones y tres veces con un peso más alto. Combinar con dos minutos de ejercicio a intensidad moderada. Repetir este bloque tres veces.

d) Realizar un circuito de entre ocho y doce ejercicios de diez repeticiones, dos veces, combinando ejercicios del tren superior y del tren inferior. Después, realizar entre tres y cinco cambios de ritmo, un minuto suave y 30 segundos a alta intensidad.

3. Parte final: incluimos intensidad alta como, por ejemplo, dos minutos de ejercicio progresivo o ejercicios de fuerza con el propio peso a alta velocidad durante dos minutos. Elegir un ejercicio en el que se controle muy bien la postura.

4. Estirar todo el cuerpo, poniendo especial atención en las zonas y músculos trabajados, así como en las partes del cuerpo que puedan estar ligeramente acortadas por la cirugía o por otros tratamientos.

## PREPARARNOS PARA LOS TRATAMIENTOS PREHABILITACIÓN

En ocasiones, es posible realizar ejercicio físico antes de los tratamientos oncológicos, por ejemplo, antes de una cirugía. Este tipo de estrategia se llama «prehabilitación» y su objetivo es conseguir que la persona que va a someterse a diferentes tratamientos llegue con un estado físico en condiciones óptimas (más fuerte y con mayor capacidad física) para minimizar las secuelas en las funciones físicas.

Este tipo de intervenciones constituye una parte esencial antes del tratamiento porque en algunos casos, como con el cáncer de pulmón, después de una cirugía, los pacientes ven su capacidad física muy limitada, lo que puede reducir la supervivencia tras la operación. En la actualidad, muchos pacientes con otro tipo de tumores también comienzan a ejercitarse nada más ser diagnosticados y se mantienen activos durante todo el proceso. El fin de este entrenamiento es tener más capacidad física para tolerar mejor la quimioterapia y la radioterapia, las cirugías y otros tratamientos cada vez más habituales, como la inmunoterapia o la terapia hormonal. Por esto, creo que es importante extraer dos conclusiones de este punto:

1. Se puede realizar ejercicio antes de cualquier tratamiento, con el «tumor puesto», ya que no solo se mejora la forma física para enfrentarse a los tratamientos, sino que, además, no tiene ningún impacto negativo sobre este (es posible que incluso sea bueno).

2. Cuanto antes se comience a realizar ejercicio, mejor, ya que el estado físico con el que los pacientes afron-

tan la enfermedad será mucho mejor. Eso sí, debemos mantenernos activos, en la medida de lo posible, durante todos los tratamientos y también después. De esta forma, los efectos secundarios se reducen o se previenen.

## EL EJERCICIO FÍSICO TRAS LOS TRATAMIENTOS DE CÁNCER

En muchas ocasiones, los pacientes con los que trabajamos nos cuentan algo muy curioso, y es que piensan que todo se termina con los tratamientos de quimioterapia y radioterapia, con la cirugía... Lo resumen con una frase muy gráfica: «Piensas que todo se termina cuando te sale el pelo, y no es así».

Es verdad que los tratamientos son cada vez más largos, lo que es esencial para mejorar la supervivencia. Esto conlleva efectos secundarios y otras enfermedades que van surgiendo como consecuencia de las alteraciones metabólicas, físicas y fisiológicas. Para prevenir y mejorar la salud de manera integral, de momento el tratamiento más global y efectivo es el ejercicio físico, como si fuera una píldora que las personas con cáncer deben tomar todos los días. Las personas que entrenan, tras el diagnóstico de cáncer, viven más y, lo más importante, viven mejor. También las ayuda a prevenir enfermedades como la diabetes tipo II, enfermedades cardio-vasculares como la hipertensión y problemas metabólicos como la hipercolesterolemia. También les ayuda a redu-cir la fatiga y a mejorar la calidad de vida para enfren-tarse, en muchos casos, a la vuelta al día a día con la mayor energía posible (trabajo, responsabilidades fami-liares...).

Otro punto fundamental es que el ejercicio nos va a ayudar a mantener una composición corporal adecuada tras los tratamientos, aspecto que tiene vital importancia en la aparición de otras enfermedades potenciales. Sin embargo, muchas veces observamos que las mujeres jó-venes que hacen ejercicio no son capaces de disminuir la grasa. Esto puede deberse a que la alimentación tam-bién juega un rol fundamental. De hecho, siempre les digo que en este caso se ha alterado tanto la forma en la que gastan energía que el ejercicio físico solo llega a suplir parte de ese gasto y que controlar las calorías que comen no suma, sino multiplica el impacto fisiológico del ejercicio. Incluso, en ocasiones, estas mujeres tienen que iniciar tratamientos para controlar el peso, por lo que en algunos casos el ejercicio no nos permite ese ex-tra de comida, sino solo acercarnos a la normalidad, y es la práctica continuada de ejercicio lo que las ayuda a controlar y a bajar de peso.

Por ello, no solo tenemos que pensar en el ejercicio antes o durante el tratamiento de cáncer. Lo más importante viene después, ya que los mayores beneficios son para los pacientes que se mantienen activos para el resto de su vida.

Aquí el reto reside en cambiar la mentalidad, buscar estrategias que sirvan de ayuda (si es necesario, recurriendo a un grupo de apoyo o a un profesional) y plantear otras prioridades. El ejercicio será una píldora para toda la vida que al menos hay que tomar en una dosis de 60 minutos tres días en semana, combinando ejercicio cardiovascular y de fuerza.

## NO ESTARSE QUIETO, OTRA DE LAS RECOMENDACIONES DE LA OMS PARA LOS PACIENTES

Además de plantear qué tipo de ejercicio físico se debe realizar para mejorar la salud cuando se tiene o se ha tenido cáncer, la OMS cierra el círculo con una serie de recomendaciones muy importantes para la vida diaria, ya que, en el día a día, las personas con cáncer pueden pasar muchas horas sin movimiento.

La primera recomendación fundamental es que hay que moverse todo lo posible durante los momentos de ocio, a cualquier intensidad. Es decir, hay que tratar de que el tiempo en que no se trabaja sea lo más activo posible, independientemente de la actividad. Aquí incluimos la importancia de dar un paseo, el tiempo de ejercicio más intenso y planificado, ir a comprar, realizar las tareas del hogar que impliquen más movimiento, salir a ver a los amigos, familiares... El tiempo que permanecemos sentados o tumbados deteriora nuestro metabolismo, así que movernos lo máximo posible (aunque sea a intensidades más bajas) será fundamental.

La OMS nos indica también que, a ser posible, pasemos menos de dos horas frente al televisor o cualquier otra pantalla durante el tiempo de ocio, esto es, las ocho horas que no pasaríamos ni durmiendo ni trabajando, en las que se contabilizan asimismo los desplazamientos al trabajo y las comidas.

Para finalizar, la última recomendación es que, en nuestros momentos de ocio, intentemos acumular el máximo posible de tiempo de actividad, y cuanto más intensa, mejor. Por supuesto, no hay que volverse loco ni hacerse daño, pero sí pensar que, si al volver de un paseo puedes subir las escaleras hasta tu piso, mejor que coger el ascensor. De igual forma, si sales a pasear, incluir cuestas en el recorrido también puede ayudar a mejorar la cantidad de actividad y aumentar ligeramente la intensidad.

## TESTIMONIO DE LU
Lourdes Márquez Barrios, 49 años

Yo era corredora. Una normalita, con unos ritmos bastante comunes, pero muy orgullosa de haber sido capaz de correr siete maratones. Hasta que apareció Nino, como bauticé a mi tumor. Nino Bravo, por el daño que me hacía.

No se dejó ver fácilmente, pero fue entorpeciendo mi cuerpo, primero con un dolor de espalda intermitente, luego constante, que se fue convirtiendo en adormecimiento del torso y bajó por mi pierna derecha hasta dejarme totalmente coja.

Después de muchos médicos y muchas pruebas, resultó ser un meningioma que se alojaba en mi columna, oprimiendo la médula hasta hacerme retorcer del dolor. Estuve casi seis horas en un quirófano donde un excelente equipo médico me ayudó a despedirme de Nino y, días más tarde, confirmarme que no había necesidad de más tratamiento.

Pero sí de rehabilitación. Porque yo apenas sentía mi pierna y mi pie derechos. Iba con muletas y del dolor no pude despedirme. En el hospital me enseñaron a andar hasta que pude soltar las muletas, y me mandaron a casa. Lo bueno es que podía ir caminando sola.

Lo malo es que yo aún tenía mucha insensibilidad y me costaba subir y bajar escaleras, por ejemplo.

En ese momento acudí a Soraya, quien generosamente me aceptó en el grupo de Ejercicio y Cáncer a pesar de no ser paciente oncológica.

La palabra «gracias» es demasiado insignificante para definir lo que siento hacia Soraya, Mónica y todo el grupo. Tuve una evaluación y personalización del entrenamiento desde el primer día, y vi como mi cuerpo respondía, dando un pasito más cada vez. Al principio me costaba andar y hoy, sin que haya pasado todavía un año, soy capaz de correr más de diez kilómetros seguidos y sé que seguiré avanzando. Porque no solo me ayudaron en el aspecto físico, sino que me enseñaron también a confiar en mí, en mi cuerpo y en los resultados de un trabajo bien hecho. Los indicadores van más allá de los números, que también son increíblemente buenos.

Ejercicio y Cáncer no es solo un grupo para entrenar. Es un lugar seguro y amoroso para personas que están pasando por un momento muy complicado, donde la red de apoyo y afecto multiplica exponencialmente los resultados. Es casi milagroso ver cómo la gente evoluciona. El ejercicio físico bien dirigido nos ha mejorado la vida a todos, sin lugar a dudas.

Sí, la palabra «gracias» no alcanza. Pero como es la única que tengo, GRACIAS infinitas porque hoy puedo volver a decir que soy corredora.

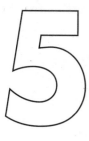

## RECOMENDACIONES PARA ADAPTAR EL EJERCICIO EN CASOS CONCRETOS

Antes de realizar ningún tipo de ejercicio, te recomendamos que preguntes a tus clínicos de referencia, que te informes y que, si tienes alguna situación compleja, acudas a un especialista que trate ese problema. Si no tienes ninguna patología, lo ideal es que al principio realices ejercicio de manera supervisada. Estos son los puntos importantes que debes tener en cuenta:

1. **Tener la autorización de tu médico de referencia:** debes informar a tu médico de que vas a comenzar a realizar ejercicio físico y preguntarle si existe alguna contraindicación.

2. **No realizar ejercicio físico con una infección activa, y, si es el caso, debes acudir al médico:** independientemente de todo lo demás, si presentas una infección activa con fiebre, no te ejercites hasta que no te encuentres bien. Si tomas medicación, como un antibiótico, es recomendable terminar la pauta que te plantea el médico antes de

retomar la actividad, cosa que siempre haremos de manera progresiva, ya que las infecciones nos pueden producir cansancio, dejarnos sin fuerzas y muy fatigados.

3. **No realizar ejercicio físico con alteraciones importantes en el hemograma. En este caso debes consultar con tu médico:** los altos niveles de anemia pueden provocar un gran cansancio e incapacidad para realizar ejercicio. En este caso, es importante acudir a un especialista para que te aconseje cuándo retomar la actividad sin riesgo.

4. **Si tienes algún efecto secundario muy limitante, acude a un especialista clínico que te trate:** hay momentos en los que es imprescindible que nos vea y nos trate un rehabilitador o fisioterapeuta, un cardiólogo o el médico de familia de referencia. Por ello, no dudes en preguntar a tu médico o fisioterapeuta de confianza que te ayude a confirmar si ya te encuentras en el nivel físico ideal para realizar ejercicio o si necesitas algunas sesiones previas de rehabilitación. Quizá convenga asimismo que te vea otro especialista antes de comenzar.

## RECOMENDACIONES DE LA OMS DE BUENAS PRÁCTICAS EN CUANTO A EJERCICIO Y CÁNCER

Además de las recomendaciones indicadas anteriormente, la OMS tiene una declaración de buenas prácticas sobre ejercicio físico en pacientes con cáncer y supervivientes. En ella destacan los siguientes puntos:

- Cuando no se puedan seguir las recomendaciones establecidas de ejercicio físico en cantidad e intensidad, deben adaptarse a las necesidades de cada persona. Esto ha cambiado mucho, ya que antes se recomendaba reposo y, sin embargo, el planteamiento actual es que los pacientes hagan lo que puedan.

- Se debe comenzar poco a poco y después ir aumentando la duración, la frecuencia y la intensidad del ejercicio, adaptadas a la evolución del paciente.

- Se recomienda que los pacientes acudan a especialistas en ejercicio físico o personal clínico que los ayude a encontrar la actividad adecuada a sus necesidades, capacidades, limitaciones o complicaciones funcionales, medicación y plan general de tratamiento.

- No se necesita autorización clínica para realizar

actividades similares a las del día a día o para caminar. Sin embargo, ante la necesidad de realizar ejercicios de fuerza, neurales o cardiovasculares con cambios de intensidad, siempre es recomendable que, antes de comenzar, lo hables con tu especialista clínico de referencia (oncólogo, cardiólogo, rehabilitador, cirujano, oncólogo radioterápico, fisioterapeuta, enfermera, médico de cabecera...).

A continuación, incluyo recomendaciones generales adaptadas a diferentes casos concretos. Seguramente no estén todas, pero espero que, en alguno de los puntos, encuentres parte de la respuesta que necesitas. El capítulo ofrece mucha información, así que no dudes y selecciona la que te sea más útil. A veces no es necesario leer todo. Ánimo con la búsqueda de la respuesta.

## a) En función del tipo de tumor

Ya sabemos que no todos los tipos de cáncer son iguales, que hay efectos secundarios propios de algunos tumores y que las cirugías y los tratamientos son distintas según el cáncer en particular. Por ello, aunque se plantea más en detalle en el apartado dedicado a los efectos secundarios, me gustaría comentar las alteraciones más habituales en función del tumor y cuáles son las adaptaciones en intervención de ejercicio más recomendables. Lo ideal es que las intervenciones sean siempre lo más individualizadas posible y, en algunos casos, será necesario trabajar con un especialista en ejercicio oncológico.

Los tipos de tumores son muchos, de modo que se han resumido de acuerdo con la evidencia existente. Si no aparece el tuyo, puede que te sean de ayuda algunas recomendaciones en función de los efectos secundarios o del momento de la enfermedad.

En el caso de las alteraciones por metástasis, te recomiendo que te dirijas al punto en el que se detallan los efectos secundarios o a las recomendaciones para hacer ejercicio físico para pacientes con enfermedad avanzada.

En todos los casos, las guías y los estudios recomiendan esperar entre cuatro y ocho semanas tras cualquiera de las cirugías para comenzar a realizar ejercicio extrahospitalario, siempre y cuando cuentes con la autorización de tu médico de referencia para poder hacer ejercicio.

Si no encuentras respuesta para tu caso concreto, te pido disculpas y te animo a que me escribas para que podamos trabajar en otros libros o ediciones para darte la respuesta que buscas.

## b) En función de los efectos secundarios

Existen diferentes efectos secundarios que limitan o exigen la adaptación de algunos de los ejercicios propuestos. Los efectos secundarios se dividen en dos tipos: aquellos que son excluyentes de la práctica de ejercicio y aquellos que requieren adaptaciones. Y si tienes alguna duda, ya sabes, puedes consultar siempre con tu médico de referencia.

### Efectos secundarios con los que no debes realizar ejercicio físico

1. Infecciones activas: deberías esperar a no tener fiebre y haber terminado la medicación establecida.
2. Análisis de sangre con el hemograma alterado, por ejemplo, anemia. En este caso debes hablar con tu médico de referencia.
3. Problemas cardiovasculares: en ocasiones pueden aparecer algunas alteraciones cardiacas y, este caso, es necesario acudir a un cardiólogo para que te indique si puedes ejercitarte o no.
4. Cirugía: antes de realizar ejercicio debes preguntar al médico de referencia. Además, una revisión de un fisioterapeuta especialista puede ayudarte a mejorar la funcionalidad y las adherencias de la cicatriz. En cualquier caso, se recomienda espe-

rar, al menos, entre seis y ocho semanas tras la cirugía.

5. Otros problemas de salud: si tienes algún problema de salud o lesión que no te permita realizar ejercicio, pregunta a tu médico de referencia o fisioterapeuta antes de comenzar a realizar ejercicio.

## Efectos secundarios que interfieren con la práctica de ejercicio

Aparte de los efectos secundarios excluyentes que acabamos de ver, otros pueden interferir en la forma de realizar ejercicio y nos obligan a adaptarlo.

**Menor capacidad de recuperación**: las personas que reciben o han recibido algún tratamiento oncológico como quimioterapia, inmunoterapia, inhibidores de ciclinas o radioterapia, o que están sometidas a un tratamiento hormonal, tienen más dificultad para recuperarse después de una sesión de ejercicio de intensidad moderada-alta, también después de las sesiones de ejercicio de fuerza. En estos casos, el tiempo de recuperación es mayor y, por tanto, se debe adaptar el tiempo entre sesiones y los intervalos basados en la intensidad. Por ello, si experimentas mucha fatiga o agujetas tras una sesión intensa, te recomiendo que la siguiente vez que realices ejercicio lo hagas de manera más suave o combinando fuerza y ejercicio cardiovascular.

**Linfedema**: se debe trabajar el ejercicio físico siguiendo siempre las recomendaciones de los fisioterapeutas especialistas. Cuando tu fisioterapeuta te indique que es posible, te aconsejo que combines el ejercicio cardiovascular con ejercicios de tonificación de brazos y espalda, siempre con un aumento progresivo del peso que mueves. Comienza con gomas y después incluye peso libre cuando sientas que ya puedes. Para este tipo de efecto secundario, se recomienda tonificar el brazo y la espalda, con el fin de mejorar la postura y el bombeo de la linfa del brazo hacia el tronco.

**Capacidad respiratoria limitada**: debido a que algunos cánceres afectan al pulmón, también a causa de la radiación en esa zona o de las operaciones, hay personas cuya capacidad respiratoria se ve limitada. En estos casos, se debe adaptar el tiempo de ejercicio con intervenciones de ejercicio más cortas y la intensidad a las necesidades de cada persona. Un truco que utilizamos y que es muy efectivo es realizar picos de intensidad alta durante un periodo muy corto de tiempo (30 segundos) combinados con 2-3 minutos de intensidad muy bajita, para ayudar al cuerpo a recuperarse.

**Limitación funcional**: hay determinados tratamientos y cirugías que generan limitaciones en el movimiento, dificultando determinados gestos y provocando, incluso, dolor. Esto sucede también con las cirugías y radioterapia axilar como a nivel abdominal, o las ostomías. En este caso, es recomendable que acudas a un fisioterapeuta especializado o rehabilitador para que te aconseje y trabaje contigo de manera específica y que te indique un entrenamiento físico que después puedas adaptar a ti.

**Problemas genitourinarios**: aquí se engloban, por ejemplo, los problemas con el suelo pélvico, que pueden ser muy complejos. Estas alteraciones pueden derivar en incontinencia urinaria o en problemas sexuales. En este caso, es relevante realizar una intervención de rehabilitación del suelo pélvico antes de realizar ejercicio. También es importante evitar durante la práctica de ejercicio, especialmente de fuerza, el aumento de la presión en el abdomen o realizar esfuerzos bloqueando la respiración. Para que esto no suceda, expulsa el aire siempre en el momento de mayor tensión de los ejercicios de fuerza. Otra recomendación útil es evitar el ejercicio de alto impacto, como correr o saltar, hasta que el fisioterapeuta no te indique que puedes comenzar a realizar este tipo de práctica. Por último, si estas alteraciones derivan en problemas sexuales, puedes combinar el ejercicio de fisioterapia pautado y terapia especializada en sexología. Verás que se abre un mundo nuevo de posibilidades.

**Neuropatía periférica**: este efecto secundario aparece con algunos tipos de tratamientos, como los taxoles. Lo ideal es trabajar ejercicios combinados de fuerza, motricidad fina y propiocepción, además de ejercicios cardiovasculares, para mejorar y activar los nervios de pies y manos. De esta manera, podremos prevenir este efecto secundario o mejorar sus síntomas si aparecen. Si las molestias te impiden caminar o sientes una gran inestabilidad y riesgo de caerte, es necesario que se trate desde rehabilitación o de la mano de un fisioterapeuta especialista.

**Cambios en la composición corporal, obesidad**: si el peso aumenta mucho durante los tratamientos, puede que nos duelan más las articulaciones y que la fatiga sea mayor, ya que el peso extra que soportamos tiene un impacto directo en nuestra energía. En estos casos, es necesario adaptar el tipo de entrenamiento y la alimentación, para que el beneficio sea lo mayor posible.

**Cambios en la composición corporal, pérdida de masa muscular**: algunas personas, durante o después de los tratamientos, presentan pérdida de masa muscular. En este sentido, se debe combinar una adecuada nutrición con un ejercicio adaptado para conseguir restablecer unos niveles funcionales adecuados.

**Pérdida de masa ósea, osteoporosis**: en este caso, es importante que adaptemos la intensidad de la carga sobre la zona en la que tengamos menor densidad ósea, tanto reduciendo la carga externa como el impacto.

Por ello, debemos pensar en hacer ejercicio de fuerza que proteja la zona, pero sin que se vea comprometido el hueso, y evitar hacer ejercicios de alto impacto, como correr o saltar, hasta que la situación mejore y sea seguro.

**Otros efectos secundarios**: la fatiga o la falta de atención pueden afectar las estrategias de ejercicio y hacer que mucha información sea difícil de asimilar o retener. Por ello, el tipo de ejercicio y su nivel de complejidad deben adaptarse. Comienza con ejercicios más sencillos y, hasta que no controles bien la postura o la forma de realizarlos, no empieces con ejercicios más complejos.

### c) Dependiendo de otras enfermedades o comorbilidades

En algunas ocasiones, las personas que han tenido y tienen cáncer presentan un riesgo mayor de desarrollar otras enfermedades, como diabetes, hipertensión, síndrome metabólico o enfermedades cardiovasculares. No siempre aparecen, pero es bueno saber que cuidarnos será importante para prevenirlas. En cualquier caso, se puede y se debe realizar ejercicio físico con estas enfermedades, ya que mejora tanto la efectividad del tratamiento como el pronóstico general.

En el caso de la diabetes, se sabe que el ejercicio ayuda a controlar los niveles de resistencia a la insulina, así como el azúcar en sangre. El ejercicio combinado es la mejor opción, como ya apuntan importantes revisiones científicas. Debes ver con tu médico cómo adaptar los niveles de insulina y cuándo es el mejor momento para administrártela para poder hacer ejercicio y conseguir buenos resultados.

En cuanto a las enfermedades cardiovasculares, sufrir hipertensión es lo más habitual. Lo importante es controlar la tensión al realizar los ejercicios de fuerza. La respiración y expulsar el aire en el momento de mayor tensión en el ejercicio te ayudará a controlar la presión y la tensión arterial periférica. Se ha constatado que el entrenamiento combinado, incluyendo ejercicio cardiovascular y de fuerza (también isométrica), es la mejor opción para estos pacientes. Si tienes un tratamiento con antihipertensivos y, sobre todo, si tienes un tratamiento con betabloqueantes (habituales en algunas afecciones cardiacas), debes saber que las pulsaciones no suben tanto y que tu percepción de fatiga será más útil que tu frecuencia cardiaca para determinar la intensidad del ejercicio que realizas.

Otras situaciones clínicas, como la hipercolesterolemia o el síndrome metabólico, han encontrado en el ejercicio una propuesta eficaz que ayudará a controlar estas alteraciones debido al importante cambio metabólico que se genera en el cuerpo. Por supuesto, sin olvidar que una dieta saludable y adaptada al ejercicio será fundamental para sacar el máximo beneficio a tu esfuerzo del día a día.

## d) Recomendaciones en función del nivel inicial y de la historia deportiva

Un punto muy importante que hay que considerar es tu relación previa con el ejercicio. Para ello, tu nivel inicial y el deporte que hayas practicado previamente van a marcar cómo te vas a enfrentar ahora al ejercicio físico.

### Si nunca has hecho ejercicio o has dejado de hacerlo

Las personas que nunca han hecho ejercicio sienten que este tipo de programas no son para ellas. Sin embargo, estas intervenciones son especialmente útiles en estos casos.

También hay personas que han sido muy activas, pero que a raíz del diagnóstico de cáncer han disminuido su nivel de actividad diaria y notan que su estado físico es peor (les duelen las articulaciones, han cogido peso, muestran cansancio...)

Si esta es tu situación, ¿por qué debes hacer ejercicio? Porque vas a observar que...

- Mejora tu situación física y te vas a notar más ágil.
- Mejora tu capacidad cardiovascular y te sentirás con más energía.
- Disminuye tu fatiga, por lo que te verás más capaz de realizar ejercicio y otras actividades en tu día a día.

Y si mantienes la actividad física unas semanas más (entre ocho y doce), empezarás a apreciar otros beneficios:

- Disminución de molestias articulares.
- Bajada o restablecimiento del peso.
- Más fuerza y mayor movilidad.
- A medida que integras el ejercicio físico en tu vida, también mejorará tu capacidad física, tu resistencia, tardarás más en cansarte y podrás ir aumentando tus actividades diarias.
- También es posible que mejoren tus valores de colesterol, triglicéridos y azúcar en sangre si sigues haciendo ejercicio y cuidas tu alimentación, lo que ya no solo resulta beneficioso para tu salud física, sino también para tu salud cardiovascular y metabólica.

Y ese es nuestro objetivo: que todo el mundo pueda ejercitarse y encuentre la manera de poder sumarse a mejorar su estado físico y de salud a través del deporte.

**Aquí tienes algunas recomendaciones:**

- Comienza poco a poco con intensidades que puedas tolerar.
- Aprende bien las posturas y la ejecución de los ejercicios, ya que es el momento más lesivo.
- Trabaja al principio con ejercicios de propiocepción y equilibrio, además de incluir ejercicios de fuerza.
- Incluye ejercicios cardiovasculares como caminatas, bici o remo, con cambios de intensidad, cuestas, escaleras... para ir mejorando poco a poco.
- No tengas miedo con ejercicios en los que sientes que se te agita la respiración, pero intenta mantener una intensidad en la que te cueste hablar pero que no te llegue a faltar el aire, especialmente si lo realizas sin supervisión.
- Si no te animas a practicar ejercicio por tu cuenta, te recomiendo que busques un especialista que te ayude a empezar y que te dé apoyo en tu evolución. Incluso puedes buscar grupos de ejercicio oncológico para tener otras motivaciones que te ayuden a aumentar tu nivel de actividad.

## Si eres una persona activa y querrías mantener tu actividad

Las personas que han hecho ejercicio físico previamente ya conocen los beneficios de mantenerse activas, por lo que el ejercicio se convierte, en algunos casos, en una necesidad para ellas. Además, la actividad física antes del diagnóstico se ha visto que es determinante para que los pacientes, durante y después de los tratamientos, mantengan un buen nivel de actividad.

Si esta es tu situación, no dudes en preguntarle a tu médico de referencia cómo puedes seguir ejercitándote y si tiene algunas recomendaciones.

Yo te propongo algunas ideas para que no lo dejes... y para que no te frustres.

- Puede que no puedas hacer ejercicio al mismo nivel que antes, o que no te recomienden hacer lo mismo. En cualquier caso, hacer algo que te guste es mejor que no hacerlo. Piensa que si, por ejemplo, eres corredor y solías correr diez kilómetros, a lo mejor ahora no puedes cubrir esa distancia, pero sí cinco kilómetros. Si te frustras y no haces nada, perderás diez kilómetros. Si aceptas el cambio y la nueva situación, estarás ganando cinco kilómetros frente a cero.
- Adapta el tipo de actividad si fuera necesario. Por

ejemplo, durante los tratamientos, como ya se ha comentado, no se recomienda nadar. Sin embargo, si te gusta realizar ejercicio cardiovascular, puedes hacer bicicleta, remo o caminatas.

- Fortalece tus articulaciones, ya que tienes más riesgo de lesión debido a los tratamientos.

- No olvides que el entrenamiento debe adecuarse también a tu situación física actual, ya que puede que las cirugías o la enfermedad te obliguen a tener que adaptar los ejercicios o realizar otros diferentes. Intenta disfrutar también de ellos.

- Si tienes algún problema o lesión, no dudes en acudir a algún especialista en fisioterapia oncológica que pueda ayudarte.

| Tipo de tumor | Alteraciones habituales | Recomendaciones cardio | Recomendaciones fuerza | Recomendaciones sobre movilidad y estiramientos | Otros |
|---|---|---|---|---|---|
| Cáncer de mama | Debido a la cirugía y a la reconstrucción, pueden aparecer limitaciones en la movilidad del hombro, tirantez en la axila, linfedema o falta de fuerza en la parte superior del cuerpo. Debido a la menopausia precoz y a los tipos de tratamiento, es habitual encontrarse con aumento de peso, fatiga, dolores o molestias articulares, molestias musculares o insensibilidad en pies y manos. También cabe destacar el riesgo cardiovascular a largo plazo. Todo ello varía en función de los tratamientos y puede persistir tras finalizarlos. | *Objetivo:* aumentar el gasto calórico y regular el metabolismo. Mejorar la funcionalidad cardiaca. *Ejercicios:* cardiovasculares con picos de intensidad | *Objetivo:* mejorar la estabilidad articular y la calidad de la funcionalidad muscular. *Ejercicio:* trabajo de fuerza que mezcle tanto la actividad de equilibrio como el trabajo con pesos externos. | *Objetivo:* mejorar la funcionalidad pectoral y de la axila. *Ejercicios:* actividades de movilidad de la zona axilar y pectoral, incluyendo estiramientos específicos. | *Objetivo:* En reconstrucciones con DIEP (colgajo abdominal) se recomienda realizar un adecuado fortalecimiento del transverso del suelo pélvico. Trabajo postural para evitar molestias en cuello y en pectoral. |
| Cáncer ginecológico y genitourinario (ovario, útero, cuello del útero, vejiga...) | Los pacientes con cáncer ginecológico y genitourinario presentan altos niveles de fatiga, problemas funcionales derivados en muchos casos de las cirugías abdominales, problemas de suelo pélvico y | *Objetivo:* mejorar la capacidad física y reducir la fatiga. *Ejercicio:* ejercicio cardiovascu- | *Objetivo:* mejorar la activación neural, el control abdominal y del suelo pélvico y ganar fuerza global. *Ejercicio:* recupera- | *Objetivos:* mejorar la funcionalidad del tronco y reducir la tirantez de la cicatriz. Estiramiento global, poniendo atención | En aquellos pacientes con aumento de grasa, incluir control nutricional. Cuidado con actividades que aumenten el riesgo |

| | | | | |
|---|---|---|---|---|
| | disminución en la fuerza y la capacidad física. Pueden presentar alteraciones de la composición corporal y también neuropatías periféricas en función del tipo de quimioterapia recibida. | lar con picos de intensidad. Evitar alto impacto hasta que el suelo pélvico y el abdomen estén bien rehabilitados. | ción abdominal y de suelo pélvico con especialistas. Trabajo de equilibrio y de fuerza, siempre teniendo mucho cuidado con la presión del abdomen. | en abdomen, espalda y cadera. | de infección de orina, especialmente si hay radiación. |
| Cáncer colorrectal | Los pacientes con cáncer de colon presentan, además de las posibles alteraciones funcionales por cirugía abdominal, altos niveles de fatiga y cambios en la capacidad cardiovascular y en la composición corporal. Alteraciones neurales y de fuerza en función del tipo de tratamiento. Además, pueden presentar problemas gastrointestinales y, en algunos casos, de absorción de nutrientes. | *Objetivo:* mejorar la capacidad física y reducir la fatiga. *Ejercicio:* ejercicio cardiovascular con picos de intensidad. Evitar alto impacto hasta que el abdomen esté bien rehabilitado. | *Objetivo:* mejorar la activación neural y la fuerza global. *Ejercicio:* recuperación abdominal con especialistas. Trabajo de equilibrio y de fuerza, siempre teniendo mucho cuidado con la presión del abdomen. | *Objetivo:* mejorar la funcionalidad de todo el cuerpo, atendiendo a posibles molestias por cirugía, radioterapia o malas posturas. *Ejercicios:* estiramientos en todo el cuerpo. | En los pacientes con alteraciones gástricas, se recomienda trabajar en colaboración con nutricionistas. |

| Tipo de tumor | Alteraciones habituales | Recomendaciones cardio | Recomendaciones fuerza | Recomendaciones sobre movilidad y estiramientos | Otros |
|---|---|---|---|---|---|
| Cáncer de pulmón | Los efectos secundarios más habituales en este tipo de pacientes varían, desde disnea y baja capacidad física hasta fatiga, alteraciones en la composición corporal y problemas de equilibrio y de fuerza. También pueden presentar neuropatías periféricas y otras alteraciones funcionales del tronco si han sido intervenidos mediante cirugía en esta parte del cuerpo. Otros tratamientos también pueden generar mialgias y dolores/bloqueos musculares y articulares. | *Objetivo:* mejorar la capacidad física y reducir la fatiga. *Ejercicio:* cardiovascular con picos de intensidad. Similares a la rehabilitación COPD (obstrucción pulmonar). | *Objetivo:* mejorar la activación neural y la fuerza global, y en especial trabajar la funcionalidad del tronco si hay cirugía. *Ejercicio:* recuperación abdominal con especialistas. Trabajo de equilibrio y de fuerza, siempre teniendo mucho cuidado con la presión del abdomen. | *Objetivo:* mejorar la capacidad funcional y relajar la musculatura. *Ejercicios:* estiramientos globales y trabajo de movilidad del tronco. Adaptar si existen otras molestias para una mejor postura. | Debe realizarse una adecuada rehabilitación respiratoria y de funcionalidad del diafragma y del tronco de ámbito hospitalario o por profesionales especialistas. |
| Cáncer renal | Pacientes con fatiga y posibles problemas circulatorios. Alteraciones funcionales y físicas en función de la cirugía. Pueden presentar problemas vasculares y circulatorios. Alteraciones en hemograma por daños renales. | *Objetivo:* mejorar la capacidad física y cardiovascular, además de favorecer una mejor circulación. *Ejercicio:* evitar | *Objetivo:* trabajar la estabilidad articular y a nivel funcional. *Ejercicio:* evitar ejercicios con altas cargas. Mejores ejercicios con cargas | *Objetivo:* mejorar la capacidad funcional y relajar la musculatura. *Ejercicios:* estiramientos globales. | Evitar la sobrecarga renal con ejercicios que generen mucho daño muscular. |

| Cáncer de próstata | Habitualmente los pacientes presentan fatiga, molestias articulares y cambios en composición corporal. Tienen alto riesgo de problemas cardiovasculares a largo plazo. Pueden presentar limitación funcional abdominal según el tipo de cirugía realizada. Se requiere rehabilitación posterior para posible afectación de incontinencia urinaria. También pueden sufrir sofocos y otras alteraciones típicas de la menopausia femenina. | bajas y moderadas, combinados con ejercicio cardiovascular de intensidad baja.<br><br>*Objetivo:* mejorar la capacidad cardiovascular y prevención de los cambios en la composición corporal.<br><br>*Ejercicio:* la evidencia nos dice que se debe trabajar en programas de ejercicio cardiovascular a una intensidad de entre el 60 y 80 % de la frecuencia cardiaca máxima, con picos de intensidad. | ejercicios que generen alto daño muscular, como carreras o actividades de alto impacto. Recomendamos la natación por la mejora también a nivel circulatorio.<br><br>*Objetivo:* prevenir problemas de deterioro muscular y mejorar la activación neural y el equilibrio.<br><br>*Ejercicios:* fortalecimiento articular con ejercicios de equilibrio y fuerza con pesos externos de todo el cuerpo entre el 40 y 80 % de la resistencia máxima. Estrategias respiratorias para evitar el aumento de la presión intraabdominal. | *Objetivo:* mejorar la postura y trabajar posibles acortamientos del abdomen.<br><br>*Ejercicios:* estiramientos de abdomen, tronco, cuello y cadera en especial. | Recuperación abdominal y del suelo pélvico antes de iniciar ejercicios de intensidad moderada-alta. Intentar evitar ejercicios de impacto o el aumento de presión intraabdominal hasta que no esté recuperado el abdomen. |
|---|---|---|---|---|---|

| Tipo de tumor | Alteraciones habituales | Recomendaciones cardio | Recomendaciones fuerza | Recomendaciones sobre movilidad y estiramientos | Otros |
|---|---|---|---|---|---|
| Sarcoma/osteosarcoma | En este caso, suelen aparecer limitaciones funcionales que pueden ser reversibles o permanentes, dependiendo del tipo, momento y lugar afectado. Se ha visto que, aparte de un buen trabajo de rehabilitación con fisioterapia, es importante realizar una buena prehabilitación a nivel funcional de la zona que puede ser intervenida. Además de las complicaciones de la cirugía, aparece fatiga y pérdida de funcionalidad. | Objetivo: reducir la fatiga y mejorar la capacidad cardiovascular. Ejercicio: combinar ejercicios de intensidad baja y alta. Para ello, es importante adaptar el tipo de ejercicio a la capacidad funcional: cinta de caminar, remo, bici o natación. | Objetivo: recuperación funcional y trabajo físico de la musculatura que se ve afectada. Trabajo postural. Ejercicio: rehabilitación previa por parte de un especialista. Mejora de la fuerza funcional de manera global y de la zona afectada. | Objetivo: mantener un buen equilibrio del tono, evitando alteraciones funcionales y de la postura. Ejercicios: adaptados a la zona afectada, importante los estiramientos globales. | La rehabilitación y readaptación inicial debe realizarse de la mano de fisioterapeutas especialistas. |
| Linfoma o leucemia | Los tumores líquidos suelen presentar similares características de cara al tipo de ejercicio extrahospitalario que se realiza con ambos. Los efectos secundarios más habituales son la fatiga y la reacción de la capacidad cardiovascular. También pueden presentar alteraciones neurales, falta de | Objetivo: mejorar la capacidad física y reducir la fatiga. Ejercicio: ejercicio cardiovascular con picos de intensidad. | Objetivo: mejorar la estabilidad articular y la calidad de la funcionalidad muscular. Ejercicios: trabajo de fuerza que mezcle tanto la actividad de equilibrio como | Objetivo: mejorar la funcionalidad y el tono de todo el cuerpo. Ejercicios: estiramientos de todo el cuerpo. Centramos en zonas en las que | En los pacientes que deben estar hospitalizados, se recomienda comenzar cuanto antes con programas de ejercicios intrahospitalarios. Se recomienda incluir actividades de |

| | | | | | |
|---|---|---|---|---|---|
| | ...funcionalidad y de fuerza y pérdida de la masa muscular. A largo plazo, pueden presentar riesgo de tener enfermedades cardiovasculares. | ...el trabajo con pesos externos. | ...puede haber mayor molestia o desequilibrio. | | ...relajación consciente para mejorar otros aspectos. |
| Cáncer del aparato digestivo (esófago, estómago, hepático, páncreas...) | Los pacientes con este tipo de tumores suelen presentar bajos niveles de masa muscular, además de baja capacidad física, funcional y cardiovascular. Suelen presentar fatiga y también problemas neurales y de falta de equilibrio. En el caso de cirugías de abdomen, es muy importante una buena recuperación abdominal. También pueden presentar alteraciones gastrointestinales, baja absorción de nutrientes u otros problemas. Se han visto buenos resultados en el caso de los pacientes que realizan prehabilitación en este tipo de tumores. | *Objetivo*: mejorar la capacidad física y reducir la fatiga.<br><br>*Ejercicio*: cardiovascular con picos de intensidad. | *Objetivo*: mejorar la activación neural y la fuerza global.<br><br>*Ejercicio*: recuperación abdominal con especialistas. Trabajo de equilibrio y de fuerza, siempre teniendo mucho cuidado con la presión del abdomen. Es el tipo de ejercicio que más cuesta a estos pacientes, por lo que la intensidad debe estar adaptada al nivel de cada persona. | *Objetivo*: mejorar la funcionalidad de todo el cuerpo, atendiendo a posibles molestias por cirugía, radioterapia o malas posturas.<br><br>*Ejercicios*: estiramientos de todo el cuerpo. | Se recomienda que la fase de rehabilitación abdominal se realice con un fisioterapeuta. Si existen problemas de absorción de nutrientes, se debe trabajar en conjunto con un nutricionista o endocrino especialista que tengan en cuenta el gasto calórico y la absorción nutricional. |

| Tipo de tumor | Alteraciones habituales | Recomendaciones cardio | Recomendaciones fuerza | Recomendaciones sobre movilidad y estiramientos | Otros |
|---|---|---|---|---|---|
| Mieloma múltiple | Los pacientes con mieloma múltiple presentan fatiga, alteraciones de sueño, neuropatía periférica y reducción de la capacidad cardiovascular. Pueden mostrar también pérdida de masa muscular, alteraciones funcionales, dolor y alteraciones en la absorción del calcio. | *Objetivo:* mejorar la capacidad física y reducir l a fatiga. *Ejercicio:* cardiovascular con picos de intensidad. Las estrategias con ejercicio como caminar no se revelan como suficientes. | *Objetivo:* mejorar la activación neural y la fuerza global. *Ejercicio:* trabajo de equilibrio y de fuerza de intensidad modera-da. | *Objetivo:* mejorar la funcionalidad de todo el cuerpo, atendiendo a posibles molestias por cirugía, radioterapia o malas posturas. *Ejercicios:* estira-mientos de todo el cuerpo. | Precauciones con alteraciones óseas, ya que hay mayor riesgo de fractura. |
| Melanoma | Las personas que tienen melanoma y que están sometidas a un tratamiento presentan fatiga, alteraciones del sueño, de la capacidad cardiovascular y también en la composición corporal. La evidencia sobre programas de ejercicio en este tipo de tumores no es muy extensa, pero sí existe | *Objetivo:* mejorar la capacidad física y reducir la fatiga. *Ejercicio:* cardiovascular con picos de intensidad. Las estrategias con ejercicio como | *Objetivo:* mejorar la activación neural y la fuerza global. *Ejercicio:* trabajo de equilibrio y de fuerza de intensidad moderada. | *Objetivo:* mejorar la funcionalidad de todo el cuerpo, aten-diendo a posibles molestias por cirugía, radioterapia o malas posturas. *Ejercicios:* estira-mientos de todo el cuerpo. | Evitar la exposición al sol. |

una amplia base fisiológica sobre cómo el ejercicio puede beneficiar a los pacientes con este tipo de cáncer. Se ha demostrado que el ejercicio físico es una estrategia segura para los pacientes con melanoma.

caminar no se revelan como suficientes.

| Cáncer de cabeza y cuello | | | |
|---|---|---|---|
| Los pacientes con tumores en cabeza y cuello pueden mostrar diferentes tipos de alteraciones en función del tipo y el lugar en el que se encuentre. Es habitual presentar fatiga, baja capacidad física y funcional, pérdida de masa muscular y problemas de sensibilidad periférica o neuropatías. Si existen otras alteraciones, consulta con tu especialista clínico. | *Objetivo*: mejorar la capacidad física y reducir la fatiga. *Ejercicio*: ejercicio cardiovascular con picos de intensidad. | *Objetivo*: mejorar la activación neural y la fuerza global. *Ejercicio*: trabajo de equilibrio y de fuerza, siempre teniendo mucho cuidado con la presión del abdomen. | *Objetivo*: mejorar la funcionalidad de todo el cuerpo. *Ejercicios*: estiramientos de todo el cuerpo. |

| Tipo de tumor | Alteraciones habituales | Recomendaciones cardio | Recomendaciones fuerza | Recomendaciones sobre movilidad y estiramientos | Otros |
|---|---|---|---|---|---|
| Otros tumores | Existen otros tumores, como los neuroendocrinos, de tiroides o diferentes tipos de sarcomas, de los cuales no existe suficiente evidencia para poder plantear recomendaciones específicas. Los pacientes que presenten fatiga o alteraciones en la capacidad cardiovascular, fuerza o pérdida de masa muscular, pueden seguir las recomendaciones generales indicadas. En el caso de que haya alteraciones funcionales, debes acudir a un fisioterapeuta especialista. Espero que en los siguientes capítulos, encuentres respuesta a tu situación personal. | *Objetivo:* mejorar la capacidad física y reducir la fatiga. *Ejercicio:* ejercicio cardiovascular con picos de intensidad. | *Objetivo:* mejorar la activación neural y la fuerza global. *Ejercicio:* trabajo de equilibrio y de fuerza global de intensidad moderada teniendo cuidado con la presión intra abdominal. | *Objetivo:* mejorar la funcionalidad de todo el cuerpo, atendiendo a posibles molestias por cirugía, radioterapia o malas posturas. *Ejercicios:* estiramientos de todo el cuerpo. | En el caso de que existan alteraciones nutricionales, debe trabajarse en colaboración con nutricionistas o endocrinos especialistas. |

## LA EXPERIENCIA DE RUTH

Por Ruth Martínez Alcorlo, 35 años,
profesora universitaria

No entendía la insistencia de mi oncólogo en hacer deporte tras terminar la quimioterapia y la radio. No tenía fuerzas, de ningún tipo. Mi cuerpo no me respondía ni me reconocía a mis treinta y dos años: me pesaban las piernas, me cansaba si andaba mucho y no era capaz de mover el brazo del pecho operado. Así pasaron dos años, pandemia mediante, donde de cada cita médica salía con la intención de hacer algo, pero sin el menor apoyo o hilo del que tirar.

Tras conocer a mis tetiamigas, el grupo de chicas que surgió de chats de Telegram para encontrar apoyo y otras amigas durante el proceso de un cáncer de mama, volvieron a insistir: hay que hacer deporte, es muy bueno. Pero ¿dónde y con quién? Gracias a mi amiga Gema conocí el programa Ejercicio y Cáncer y las clases en el Retiro. Cuando se lo comenté a mi familia, se sorprendieron y no creyeron que fuera capaz de vencer la pereza y sacar fuerzas para ir dos días a la semana a correr (¡a correr!) y levantar pesas.

Así empecé, aunque me frustraba porque eso de las

sentadillas no era nada divertido, no lograba mantener el equilibrio y correr me costaba muchísimo. Ahora, meses después, lo logré: llevo desde abril corriendo, sufriendo el asfixiante calor del verano (aun así, no paramos de movernos) y disfrutando del otoño precioso en el óvalo del Retiro, haciendo sentadillas frente a la Feria del Libro, levantando ya casi seis kilos con el brazo afectado y tomando «postres» saludables tras cada entreno. Aunque lo mejor es cómo me siento, porque ahora voy hasta los domingos a entrenar con las chicas.

He ganado en seguridad, agilidad y, por fin, me siento capaz de caminar toda una tarde, participar en alguna carrera solidaria o bailar cuando salgo con mis amigas sin cansarme o tener que irme de la fiesta cual Cenicienta. En la última revisión, mi oncólogo puso en el informe: «hace deporte», y mi fisio, por su parte, añadió: «está contenta», y eso ya resume mucho de cómo me siento. Gracias a Soraya, Mónica y sobre todo a mis compañeras, sé que puedo, con el impulso necesario, conseguir con fuerza y constancia aquello que me proponga.

Ellas son un buen motor cuando la vida se hace bola de nuevo, cuando vuelven las revisiones y los sustos (eso me genera mucha ansiedad y he descubierto que gracias a correr me siento mejor, más alegre) o cuando crees que ya no puedes hacer ni una serie más; en estos casos, siempre con buen humor y la mejor actitud, te ayudan y animan a terminar cada entreno. Con ellas comparto no solo kilómetros, sino también cafés los domingos y batidos de proteínas a diario, preocupaciones y consejos con los tratamientos que llevamos y un sentido del humor que solo entendemos nosotras. Gracias a Soraya he entendido que hacer ejercicio es «otra pastilla» más, necesaria y de la que más orgullosa me siento.

A veces la lluvia, el trabajo o la pereza no me lo ponen fácil para desplazarme hasta el Retiro, pero siempre vuelvo con la mejor de las sonrisas y la alegría de sentirme bien, de saber que, un día más, lo he logrado.

Esto me ha ayudado en mi vida diaria, en mi trabajo y en cómo me enfrento a las dificultades que esta enfermedad todavía me genera: si cuento con el apoyo necesario y con las ganas, puedo. El camino siempre se hace duro, pero compensa.

Juntas hicimos la Carrera de la Mujer, siete kilómetros que disfruté como nunca creí que fuera posible. Justo al final de esa carrera, ya cansada, Gema me cogió de la mano y llegamos juntas a la meta. Fue uno de los momentos más bonitos vividos durante este tiempo. Después, lo celebramos con el resto de las chicas. Fue realmente un gran día.

Ahora tenemos un gran objetivo: Londres 2023 y su media maratón. Ahora sé que, gracias a todas, a su ayuda, impulso y cariño, podremos con ello y lo celebraremos una vez más. Ya el ejercicio es parte de la rutina del día a día y de las pastillitas que debo tomar para estar bien.

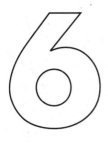

## MI ENFERMEDAD ESTÁ AVANZADA. ¿PUEDO HACER EJERCICIO?

Cuando se recibe un diagnóstico de cáncer en estadios avanzados, muchas veces sobreviene una sensación de gran fragilidad que también se transmite a todo el entorno. Y esto es lo más normal del mundo. Además de ser recomendable dejarse acompañar por un psicólogo con experiencia en el tratamiento de pacientes oncológicos durante esta fase, por mi parte yo debo decirte que, si estás en esta situación, ¡ánimo, muévete!

Cada vez más estudios nos aseguran que para las personas diagnosticadas de cáncer en estadios avanzados realizar ejercicio no solo es bueno, sino que es necesario. Y según algunos de ellos, cuando se trata de cáncer de mama, de colón y de próstata, la supervivencia es mayor. Como ya hemos visto, el ejercicio físico y el movimiento mejoran y mantienen tu capacidad física, tu composición corporal, tu sistema inmune..., pero la investigación más reciente nos dice que así toleramos mejor los tratamientos, nos permite someternos a tratamientos prolongados y disfrutar de una mejor calidad de vida durante todo el proceso. Entonces ¿a qué esperas para ponerte las zapatillas?

## a) Precauciones específicas

Si eres paciente en tratamiento activo, existe una serie de precauciones generales que debes tener en cuenta, pero que dependen de la situación específica de cada persona. Por ello, aquí van algunas recomendaciones sobre qué debes saber antes de hacer ejercicio:

- **Afectación ósea:** tanto si se debe a niveles de osteoporosis altos como a metástasis ósea, debes evitar ejercicios de alto impacto, ya que aumentan el riesgo de fractura ósea y, en función de dónde esté el deterioro o la afectación, el riesgo al practicar diferentes tipos de ejercicios puede ser mayor. Con respecto a este punto, en 2011, el grupo dirigido por los doctores Daniel Galvao y Rob Newton publicó un estudio en el que se indicaba qué ejercicio podría ser más relevante y menos lesivo en función del lugar de afectación o el punto en el que se encontraban la metástasis ósea. La siguiente tabla te ofrece un resumen:

| Parte afectada | Fuerza | | | Cardiovascular | | Estiramientos |
|---|---|---|---|---|---|---|
| | Brazos | Tronco | Piernas | Peso sobre las piernas (impacto: alto impacto, correr, saltar...; bajo impacto, caminar) | Sin peso sobre las piernas (sin impacto: remo, bicicleta...) | Estático |
| Pelvis | Sin problema | Sin problema | Adaptado. Evitar flexión y extensión de cadera y rodillas | Muy bajo impacto | Sin problema | Sin problema |
| Afectación columna: dorsal/lumbar | Sin problema | NO | Sin problema | Muy bajo impacto | Sin problema | Adaptado. Evitar flexión, extensión y rotación de la columna |
| Afectación torácica/costillas | Adaptado. Evitar flexión, extensión y apertura lateral de hombros | NO | Sin problema | Sin problema | Sin problema. Evitar remo | Adaptado. Evitar flexión, extensión y rotación de la columna |
| Fémur y zona cercana a la cadera | Sin problema | Sin problema | Adaptado. Evitar flexión y extensión de cadera y rodillas | Muy bajo impacto | Sin problema | Sin problema |
| Múltiples regiones | Adaptado. Evitar flexión, extensión y apertura lateral de hombros | NO | Adaptado. Evitar flexión y extensión de cadera y rodillas | Muy bajo impacto | Sin problema | Adaptado. Evitar flexión, extensión y rotación de la columna |

- **Afectación cerebral:** en este caso es importante tener en cuenta si la movilidad se ve afectada o si hay riesgo de caída, de crisis epilépticas o de pérdida de conocimiento. Es necesario adaptar el entorno de los ejercicios para que el riesgo de caída sea escaso, y, si nos caemos, que el riesgo de golpearse sea el menor posible. Conviene, además, que siempre realicemos el ejercicio acompañados y supervisados por un especialista.

- **Afectación pulmonar:** en algunos casos la capacidad pulmonar puede verse reducida. En este sentido, debemos adaptar la intensidad, ya que la actividad que realicemos debe ser coherente con la cantidad de oxígeno que llega desde nuestros pulmones hasta nuestros músculos. Si llega menos oxígeno, la intensidad tendrá que ser un poco menor.

- **Afectación en otros órganos:** aquellas personas cuyo aparato digestivo está afectado, pueden tener problemas de absorción de algunos nutrientes, lo que puede perjudicar la regeneración de los tejidos, comportar baja densidad mineral ósea o conducir a la sarcopenia o la caquexia (la pérdida de masa muscular sin pérdida de grasa que refleja índices de musculatura por debajo de los niveles de salud). En este caso, además de adaptar el tipo de ejercicio para ayudar a regenerar la masa muscular, es importante trabajar con nutricionistas o endocrinos especialistas en cáncer y ejercicio físico.

Otros problemas que podemos encontrar tienen que ver con dificultades vasculares y complicaciones oncológicas, que favorecen la aparición de edemas entre los órganos o en las extremidades (brazos y piernas). Para ello, mantener un nivel adaptado de ejercicio físico mejora la circulación. Incluir actividades de agua combinadas con actividades de fuerza ayuda a favorecer la circulación linfática y el retorno venoso. Si se produce un derrame pleural, un edema a nivel abdominal o presión interna por el aumento del tumor, será necesario adaptar el tipo de ejercicio a la situación concreta de cada paciente, evitando las posturas que aumenten la presión del tórax, como por ejemplo posturas que pongan la cabeza hacia abajo. En estos casos, es conveniente adaptar el ejercicio.

Resumiendo, tal y como nos indican los estudios, es necesario adecuar y personalizar el ejercicio para este tipo de pacientes, no solo para conseguir los mayores beneficios y evitar lesiones, sino también para mejorar los niveles de adherencia al ejercicio a largo plazo.

## b) Nivel de fatiga e importancia de la recuperación

Las personas con enfermedad metastásica pueden encadenar diferentes tipos de esquemas terapéuticos, por lo que es posible que experimenten más cansancio, ya que el tratamiento suele ser prolongado. En este caso, la fatiga y otros efectos secundarios pueden ser más agudos por la acumulación de la toxicidad de los tratamientos. Es importante, por tanto, ir adaptando el ejercicio según las necesidades personales: recuperar masa muscular, recobrar capacidad cardiovascular y física, reducir la fatiga o mantener una adecuada calidad de vida.

Para enfrentarnos a la fatiga, estos son los puntos que debemos tener en cuenta:

1. Los días posteriores al tratamiento de quimioterapia debe reducirse la intensidad del ejercicio pautado. El cuerpo se está recuperando después de los tratamientos y la alta intensidad puede ralentizar el proceso de recuperación.

2. Es importante mantener tiempos de descanso adecuados. Es más efectivo realizar ejercicio de alta intensidad tres o cuatro días en semana y descansar un día entre las jornadas de entrenamiento que practicar ejercicio de intensidad moderada todos los días sin tiempos de descanso.

3. Los días de descanso es posible realizar ejercicio de intensidad baja, como caminar, e incluir estiramientos o relajación, prácticas que también han demostrado que ayudan a disminuir la fatiga.

4. Los niveles de fatiga se deben a diferentes factores, no solamente a los de carácter físico. Por ello, las estrategias que combinen estiramientos con visualizaciones o relajación pueden ser muy útiles para reducir los niveles de fatiga, mejorar el sueño y reducir la ansiedad durante el tratamiento del cáncer.

Como ves, el ejercicio físico para las personas con fatiga crónica y con enfermedad avanzada puede ser muy eficaz y realmente ejerce un impacto positivo, mejorando la calidad de vida, pero siempre y cuando también le demos al cuerpo el tiempo necesario para recuperarse.

Por supuesto, no tenemos que tener miedo a la actividad de intensidad moderada-alta adaptada, incluyendo diferentes tipos de prácticas (que detallo más adelante). Debemos enfocarlos desde una perspectiva integrada en la que se atienda no solo a la capacidad física y funcional, sino también a la prevención de problemas neurales que pueden producir los tratamientos.

## c) ¿Qué características deben tener los programas de ejercicio en pacientes con enfermedad avanzada o metastásica?

Ya existen numerosos estudios sobre los beneficios del ejercicio en pacientes con enfermedad metastásica o avanzada. En función del momento de la enfermedad y de los tipos de tratamientos, también se van a ir adaptando las características del ejercicio. Sin embargo, según una importante revisión de estudios en pacientes con cáncer bajo tratamiento, el ejercicio resulta asimismo beneficioso para recuperar la capacidad cardiovascular y funcional y para mejorar la calidad de vida y reducir la fatiga.

**Estos programas se caracterizaban por lo siguiente:**

- Tenían una duración de entre seis y dieciséis semanas. Cuanto más compleja era la intervención, más paulatinamente se aumentaba la intensidad y la adaptación al ejercicio era mejor tolerada.
- Las sesiones duraban entre treinta y setenta minutos. El tiempo de actividad se ajusta a la intensidad y la frecuencia: cuanta más intensidad, más cortita la intervención. Del mismo, si se realizan varias sesiones por semana, lo ideal es que la duración se ajuste para evitar que haya lesiones.

- Los programas utilizados que resultaron más efectivos combinaban el ejercicio cardiovascular con diferentes intensidades, mejorando mucho más la capacidad cardiovascular y la calidad de vida y disminuyendo la fatiga.

- Los programas para personas con tratamientos de larga duración deben incluir ejercicios de fuerza con el propio peso, con gomas y con peso externo, así como ejercicios de equilibrio, también denominados multimodales. Estos ejercicios son fundamentales para prevenir lesiones y para mejorar la fuerza articular y la funcionalidad durante todo el proceso.

- ¿Cómo mejoramos las neuropatías periféricas? Mediante ejercicios de equilibrio, ejercicios de resistencia con gomas y ejercicios que movilicen los dedos de los pies y las manos con movimientos de precisión. Por ejemplo, coger una toalla con los dedos de los pies o garbanzos o lentejas con los dedos de las manos. Diferentes estudios han demostrado que este tipo de ejercicio mejora la sintomatología de las neuropatías leves en programas de unas doce semanas de duración. En cualquier caso, si aparece o empeora este síntoma, siempre debes comentárselo a tu médico, por si tuviera que considerar una medicación o rehabilitación específicas.

## MEJORAS INTEGRALES: LA MASA MUSCULAR Y LA MASA GRASA, EL SISTEMA INMUNE Y LA INFLAMACIÓN

Durante mucho tiempo se ha pensado que los cambios en la composición corporal de los pacientes con cáncer se debían a diferentes alteraciones tanto en la reducción del gasto calórico como en la inmovilidad y falta de ejercicio. Hace unos años los estudios concluyeron que el propio tratamiento inducía cambios en la capacidad de las células de producir energía y que esto podría suponer un menor gasto de calorías, por lo que aumentaba la acumulación de grasa.

Sin embargo, no se entendía muy bien qué sucedía con la masa muscular. Se observaba un gran desgaste del músculo durante los tratamientos y también por el propio cáncer. A esto se le sumaba que la cantidad de masa muscular podía afectar a que se tolerasen mejor los tratamientos y que aumentase también la supervivencia. Por ello, el tipo de ejercicio que más se utilizaba era el de fuerza con el objetivo de mejorar la masa muscular en estos pacientes. Al aumentar esta, también lo hacía el gasto calórico, y eso mejoraba la composición corporal. No obstante, había planes de ejercicio que utilizaban fuerza de intensidad más baja o ejercicio cardiovascular solamente con los que también mejoraban estos parámetros. ¿A qué podía deberse?

Ahora sabemos que, además del ejercicio de fuerza, el cardiovascular tiene una importancia vital en que se regenere la masa muscular. El ejercicio cardiovascular con cambios de intensidad produce mejoras en la forma en la que se produce la energía en nuestras células, lo que ayuda, además de a gastar más calorías, a que se regeneren las células musculares. Por ello, es de vital importancia incluir ejercicio cardiovascular con picos de intensidad y de fuerza y tonificación para incrementar tanto el gasto calórico como el aumento de la masa muscular. De hecho, hay diferentes estudios que demuestran que solo el ejercicio cardiovascular ya produce mejoras en la masa muscular y en su funcionamiento. Esto se ha observado también en protocolos de ejercicio de fuerza de intensidad moderada con gomas o pesos bajos. No debemos olvidarnos tampoco de que los programas que incluyen ejercicio cardiovascular tienen una adherencia mayor, sobre todo debido a que la tolerancia a la fuerza y su asimilación es mejor.

Por otra parte, la mayoría de los estudios que observan mejoras del sistema inmune en los pacientes oncológicos son aquellos que utilizan el ejercicio cardiovascular de intensidad moderada. Este proceso no es inmediato, por lo que es importante entender que, si haces hoy ejercicio, no significa que mañana vayas a tener las defensas altas. Sin embargo, realizar de manera habitual ejercicio de intensidad moderada es fundamental de cara a mejorar el sistema inmune. Se necesitan, al menos, unas doce semanas para mejorar la funcionalidad de los *natural killers*, que son las células que forman la primera barrera para identificar las células tumorales y forman parte de las defensas del cuerpo. Por tanto, si haces ejercicio un día pero al día siguiente no has elevado las defensas para ponerte el tratamiento, esto no quiere decir que lo hayas hecho mal, sino que esto es un resultado adaptativo, requiere tiempo y el cuerpo debe adaptarse a ello.

Se ha demostrado asimismo la eficacia de las estrategias de ejercicio combinado con intensidades ajustadas a los pacientes (ejercicio cardiovascular, ejercicio de fuerza y ejercicio de carácter neural) a la hora de reducir los niveles de los factores de inflamación, que, además, están íntimamente relacionados con el sistema inmune.

El ejercicio físico, adaptado y combinado, de intensidad moderada-alta y, sobre todo, individualizado a las necesidades de cada paciente no solo va a conllevar mejoras físicas, sino también fisiológicas y cardiovasculares, lo que aumenta la tolerancia a los tratamientos y previene otras enfermedades como las cardiovasculares. Así que, si eres paciente o médico, no lo dudes, el ejercicio físico puede ayudarte.

Si no sabes adónde acudir, en el programa Ejercicio y Cáncer te podemos ayudar: <www.ejercicioycancer.es>.

## LA EXPERIENCIA DE BEGOÑA

Por Begoña Barberá, 56 años, abogada

Cuando se recibe un diagnóstico de cáncer, el futuro inmediato está perfectamente planificado por los equipos de oncología y suele incluir, en un orden que varía en cada caso, una o varias cirugías, quimioterapia, radioterapia y, si procede, medicación para prevenir recaídas.

Sin embargo, hay aspectos a los que nuestros médicos, en su empeño por sacarnos adelante, no dedican tanta atención, como pueden ser el manejo de los efectos secundarios durante y después de los tratamientos. Los pacientes oncológicos sentimos una fatiga que no mejora con el descanso, perdemos masa muscular, tenemos dolores articulares y otros muchos efectos secundarios que no comprometen nuestra supervivencia, pero sí afectan a nuestro día a día. Y vaya por delante que esta reflexión no es una crítica a los benditos oncólogos, que, con recursos muchas veces limitados, hacen lo imposible por darnos más vida.

Soy paciente oncológica desde 2010. Antes de mi diagnóstico, ya intentaba hacer ejercicio físico de forma regular, y continué intentándolo después, con interrupciones por los tratamientos y por motivos laborales. A lo largo de esos años, no trabajé con un entrenador oncológico, aunque tuve un entrenador personal, y el gimnasio era básicamente una obligación que me ayudaba a controlar, sin grandes éxitos, el aumento de peso derivado del tratamiento hormonal.

Cuando mi cáncer progresó y decidí replantearme la vida, intenté integrar el ejercicio físico en mi rutina diaria, si bien con una constancia irregular y, al igual que antes, viéndolo como una obligación que no me daba grandes satisfacciones... hasta que llegué a Ejercicio y Cáncer en mayo de 2022.

Lo primero que me atrajo del programa es que detrás estaba Soraya Casla, de la que tenía excelentes referencias a través de mi oncóloga. Hablé con Soraya, me explicó el proyecto y no tuve ninguna duda en unirme. No puedo alegrarme más de haber tomado esa decisión.

Desde que estoy en Ejercicio y Cáncer, mi porcentaje de grasa corporal ha disminuido, he aumentado sustancialmente mi porcentaje de masa muscular y mis analíticas han mejorado en lo que se refiere a la función hepática. Y ya no solo eso, sino que ya no tengo dolores articulares, los episodios de fatiga son muy esporádicos y cada entrenamiento es una inyección de energía física y mental. Además, en Ejercicio y Cáncer he encontrado la posibilidad de aprender sobre otros aspectos que impactan en el bienestar del paciente oncológico, como, por ejemplo, la nutrición, sobre la que me he formado en talleres específicos. Estoy segura de que en el futuro se abrirán oportunidades para profundizar en otros temas relevantes. Valoro en especial que el programa de Soraya no se centre en lo que no puedes hacer, sino en lo que sí puedes, sin límites..., hasta el punto de proponerte que participes en una media maratón, con meses de preparación previa, lógicamente. Y en eso estamos...

No creo que muchos pacientes oncológicos sepan todo lo que pueden llegar a hacer desde un punto de vista físico, durante y después de los tratamientos, ni cómo les puede beneficiar el ejercicio físico o una nutrición adecuada. Pero para eso tenemos a Soraya y a su equipo. Y si eres paciente oncológico y estás leyendo este libro, creo que vas en la dirección correcta. ¡Ánimo, y a por ello!

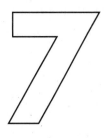

# CÓMO PUEDO EMPEZAR A REALIZAR EJERCICIO O RETOMARLO TRAS LOS TRATAMIENTOS

A muchas personas les cuesta realizar ejercicio durante los tratamientos debido a la fatiga, las alteraciones en las defensas y otros efectos secundarios. Aunque empezar cuanto antes es lo mejor, ya que la actividad física puede prevenir la aparición de dichos efectos secundarios, al finalizar el tratamiento es cuando la mayoría se anima a comenzar a ejercitarse.

Esto tiene una explicación. El final del tratamiento suele acarrear una sensación de vértigo y desamparo porque pasamos de estar atendidos cada una, dos o tres semanas por el personal del hospital a esperar entre tres y seis meses para volver a consulta. Por eso, para muchas personas representa el momento del cambio, si bien aún padecen fatiga y otros efectos secundarios. Por lo general, la actividad laboral no se ha retomado y se dispone de más tiempo para poder cuidarse y dedicárselo a uno mismo. Y lo más importante de todo: el ejercicio te ayudará a sentirte mejor, a recuperar la energía y darte ese extra que necesitas para volver al cien por cien a tu vida diaria.

Con todo, observamos que muchas personas que antes no hacían ejercicio se sienten inseguras porque no saben si lo que están haciendo está bien o es suficiente, o si se están pasando incluso. Dependiendo de cada paciente y de los efectos secundarios más habituales, se necesitará incluir un tipo de ejercicio u otro, sobre todo si la situación en la que te encuentras es altamente obesogénica (es decir, que favorece el aumento de peso y la obesidad).

Como hemos visto en los puntos anteriores, cada paciente tienes necesidades concretas. Por ejemplo, los estudios indican que las mujeres jóvenes con cáncer de mama que reciben un tratamiento que conlleva la retirada de la menstruación pueden aumentar su peso una media de cinco kilos en el primer año. Para estas pacientes, debido los cambios que sufre su cuerpo, una actividad de baja intensidad o el control nutricional no son suficientes y precisan incluir ejercicio combinado (cardiovascular y fuerza) de intensidad moderada-alta, ya que se atenuará el riesgo de presentar problemas cardiovasculares y favoreceremos la regeneración de los tejidos. En cambio, una persona con un tumor renal necesitaría ejercicios acuáticos, de bajo impacto e intensidad moderada, para que la liberación de desechos a la sangre no sobrecargue la filtración renal.

En cualquier caso, además de las recomendaciones que he ido ofreciendo a lo largo de este libro, aquí tienes algunos consejos más sobre cómo iniciar la actividad física si te encuentras en una situación de incertidumbre.

## CONSEJOS PRÁCTICOS PARA COMENZAR A REALIZAR EJERCICIO: EVITAR LA INACTIVIDAD

Acabas de terminar los tratamientos y sigues sintiendo cansancio u hormigueos en los pies, puede que hayas perdido peso o puede que lo hayas ganado. Quizá sigas sufriendo cansancio, dolor articular y alguna otra cosa que ha ido apareciendo a pesar de que concluyeras los tratamientos hace ya tiempo. Independientemente de cuándo terminaste, piensa que este es el momento para comenzar a realizar ejercicio. No importa cómo te encuentres, tampoco si lo has hecho antes o no. Busca una fórmula que te funcione para arrancar, ya que es lo más difícil, y después, poco a poco, te irás sintiendo mejor y necesitando tu dosis diaria de ejercicio.

**Algunos consejos y recomendaciones que vemos que funcionan tras quince años de experiencia en este ámbito son:**

- Comienza poco a poco: no intentes hacerlo todo el primer día, ya que la sensación de fatiga puede ser muy alta, y una mala experiencia en tu primer acercamiento al ejercicio puede hacer que no quieras volver. Así que, el primer día, con calma. Además, tampoco debes pasarte con la cantidad a la semana. Empieza con un par de días y, cuando lleves un par de semanas entrenando, prueba a incluir un tercero.

- Quédate con ganas de más: las primeras experiencias serán positivas, pero también permitirán que el cuerpo tenga tiempo para irse adaptando y evitar las lesiones. Por ello, puede ser interesante que en las primeras semanas incluyas ejercicio de equilibrio, de fuerza con el propio peso y cardiovascular de intensidad moderada. No deberías combinar esta rutina con ejercicio de mayor intensidad hasta después de un par de semanas.

- El cuerpo necesita recuperarse: después de realizar ejercicio de fuerza y tonificación, o ejercicio cardiovascular de alta intensidad, intercala un día sin entrenamiento para que el cuerpo se recupere. Te recomiendo que el día de recuperación lo dediques a caminar y realizar estiramientos de todo el cuerpo, especialmente de la musculatura que sientas más tensa o fatigada.

- Utiliza ropa apropiada: sobre todo, zapatillas adecuadas a tu peso, que te amortigüen, te den estabilidad y sean un poco más grandes que tu calzado de calle (un número). Las zapatillas demasiado prietas pueden producir fricción en las uñas y hacer que te duelan o que se caigan. Pruébatelas y siéntete cómoda con ellas. Este punto puede parecer superficial, pero realmente un buen calzado te va a ayudar a no lesionarte, a proteger tus pies y rodillas, y a evitar otras molestias.

- Empieza por una actividad que te guste: no hay nada mejor que comenzar a moverse mediante una actividad que te resulte atractiva y divertida. Puede que no sea la mejor para ti, pero comienza con algo fácil y que te resulte divertido. Esto es muy importante. Una vez que ya te hayas iniciado, quizá sea el momento de buscar algo más eficaz. Si no lo tienes muy claro, lo primero es buscar buenas experiencias que te gusten.

- Si tienes muchos efectos secundarios, busca una persona que te personalice el ejercicio: así, muchos pacientes se puedan mantener activos, porque el ejercicio no es solo correr, nadar o mover pesas, sino que hay multitud de actividades que puedes hacer y contar con una persona que pueda ayudarte a adaptarlas a tu estado físico y fisiológico es un factor clave para las personas con cáncer.

- Si no te apetece hacerlo solo, busca un grupo: también hemos observado que los pacientes valoran mucho poder compartir cómo se encuentran a lo largo de este proceso con personas que atraviesan la misma situación. En este sentido, el ejercicio puede ser un lugar donde compartir y evolucionar de la mano de personas en momentos vitales similares.

- El ejercicio físico cómo un tratamiento más: no olvides que realizar ejercicio físico guiado y adaptado puede cambiar cómo funciona tu cuerpo para mejorar tus posibilidades de supervivencia. Pero no te olvides de una cosa, lo más importante no es cumplir años, sino que esos años se cumplan con la capacidad de disfrutar de ellos.

- Intenta encontrar la fórmula que te funcione para mantener la actividad siempre: el trabajo, la vuelta a la normalidad, la familia (niños o mayores dependientes), la sensación de que ya no hay tiempo para la enfermedad... pueden llevarte a la equivocación de volver a la casilla de inicio. Intenta que no sea así, realiza ejercicio de manera habitual y, por supuesto, busca una fórmula que se ajuste a tu día a día (online, por las tardes, con grupos...). Planifica tu «nueva vida» incluyendo el ejercicio en tus planes.

## ALGUNAS RECOMENDACIONES GENÉRICAS SOBRE CÓMO ENTRENAR Y LA PROGRESIÓN DE EJERCICIOS

Evidentemente hay tantas formas de entrenar como entrenadores en el mundo. Cada uno hemos aprendido y tenido diferentes experiencias que nos llevan a adaptar cómo trabajamos con cada una de las personas. Sin embargo, creo que lo más importante es que el entrenamiento tenga dos características básicas:

- Debe adaptarse al nivel del paciente y personalizarse en consecuencia. Se trata de, como decimos en Ejercicio y Cáncer, buscar para cada cuerpo una respuesta.
- Debe incluir una estrategia global que trabaje con ejercicio cardiovascular, de fuerza, de carácter neural y estiramientos. Como hemos visto, cada tipo de ejercicio aporta su granito de arena a la salud de cada paciente.

Por tanto, esta progresión es mía, es la que yo uso y la que a mí me funciona, pero no es la única. La verdad es que es una progresión que me ha costado mucho llegar a dilucidar porque la he ido componiendo trocito a trocito a partir de mis estancias en el extranjero, incluyendo gran parte de la información sobre ejercicio cardiovascular que recabé en mi paso por el laboratorio del doctor Lee Jones; sobre estrategias de recuperación funcional del Cross Cancer Institute de Edmonton, en Canadá, con la doctora Margie McNeely; sobre la importancia de la alta intensidad en los biomarcadores oncológicos, en el Rigshospitalet de Copenhague, con la doctora Pernille Hojmann; y sobre la importancia del trabajo de fuerza en la funcionalidad y en la masa muscular y ósea en pacientes con cáncer avanzado, en la Edith Cowan University, en Australia, de la mano de los doctores Rob Newton y Daniel Galvao.

Como responsable de la unidad de ejercicio oncológico de la Asociación Española Contra el Cáncer, en Madrid, puse en práctica esta fórmula de trabajo. Analizamos los resultados en más de quinientos pacientes y en las más de cuatrocientas pacientes que pasaron por los programas Women in Motion y Ejercicio y Cáncer. Por ello, sé que no es la única manera, y tal vez no sea la mejor, pero sí sé que funciona. Los tiempos de cada tipo de entrenamiento los puedes ver en el último capítulo, donde te dejo descritas algunas sesiones a modo de ejemplo para darte el último empujón.

## Comienza por las articulaciones

El primer objetivo es que nuestras articulaciones se fortalezcan. Por ello, entre las dos y las cuatro primeras semanas del proceso intenta realizar los ejercicios de propiocepción y neurales descritos en el capítulo dedicado a los beneficios. El tejido de las articulaciones esta más dañado tras los tratamientos y tarda más en regenerarse, de modo que comenzar a fortalecer otras partes antes puede ser más lesivo y producir inflamaciones en las primeras.

Por ejemplo, realiza un calentamiento general, una parte de ejercicio cardiovascular de intensidad moderada (caminar rápido, bicicleta estática...) y una parte de ejercicios de equilibrio, gomas (de brazos y piernas) o con el propio peso que te ayuden a adaptar tu fuerza articular de manera progresiva. También puedes practicar ejercicios de fuerza con el propio peso, pero sin movimiento, como sentadillas apoyando la espalda en la pared y aguantando 20-30 segundos el ejercicio sin moverte. Para terminar, puedes realizar ejercicio cardiovascular incluyendo cuestas o escaleras (tres o cuatro cuestas o escaleras son suficientes para comenzar). Intenta hacer las cuestas o escaleras un poco más rápido y el resto del tiempo más suave. Estira al final de la sesión de ejercicio para mejorar tu funcionalidad y la adaptación al entrenamiento.

Este tipo de sesiones iniciales mejoran la activación del sistema nervioso a nivel muscular y articular. La parte cardiovascular con cambios de ritmo mejora nuestra circulación y aumenta la capacidad del cuerpo de producir energía.

Una vez que sientas que controlas el movimiento, que ha mejorado tu estabilidad y que te cansas menos al caminar y subir cuestas, será el momento de seguir avanzado.

## Prepara la musculatura para que el cuerpo pueda tolerar mayor intensidad

El cuerpo tiene que seguir avanzando y, cuando las articulaciones están preparadas, podemos empezar a incluir un mayor grado de tensión en la musculatura. La adaptación del músculo tarda unas ocho semanas en producirse, así que debemos dedicar al menos otras cuatro semanas de trabajo de fuerza con más peso y combinarlo con ejercicio de propiocepción para conseguir una buena adaptación funcional y muscular. La idea es preparar el músculo para que sea capaz de moverse muchas veces sin fatigarse (fuerza resistencia) y compaginarlo con ejercicios en los que se movilice mucho más peso (fuerza máxima). Para esta fase es recomendable consultar con un profesional las posturas adecuadas para no hacerte daño. Además, si presentas algún otro tipo de secuela, pregunta a tu fisioterapeuta para saber qué puedes hacer y cómo. Por último, cada vez hay más grupos y centros especialistas en ejercicio físico oncológico que pueden ayudarte. Se recomiendan ejercicios que movilicen grandes grupos musculares, entre seis y ocho ejercicios por sesión, y que combinen ejercicios para tronco, brazos y piernas, siempre adaptando el peso a tus posibilidades.

Recomiendo que la parte de fuerza se combine con ejercicio cardiovascular de intensidad baja entre los ejercicios fuerza, o de intensidad baja y alta entre los ejercicios de fuerza. También, como en el apartado anterior, puedes incluir algunos cambios de ritmo al final. No te olvides de estirar cuando acabes el entrenamiento.

Este tipo de trabajo mejora de forma integral el organismo: fuerza, estabilidad, capacidad neural, incremento del gasto calórico y aumento de la capacidad del cuerpo de producir la energía adecuada. Nuestros sistemas comienzan a funcionar de manera normalizada (como los de las personas sin tratamientos oncológicos previos). Ya podemos dar el paso al siguiente punto.

## Potenciar la capacidad cardiovascular

Ahora sí, tenemos la musculatura más preparada y, tras ocho semanas de trabajo, podemos incluir un poco más de intensidad cardiovascular: ejercicios de alta intensidad a nivel cardiovascular y sesiones más largas. Para ello, seguiremos combinando los tipos de ejercicio anteriores con el aumento progresivo del peso en la fuerza, el número de repeticiones o la velocidad en el ejercicio. No soy partidaria de incluirlo antes porque puede que el control funcional aún no sea suficiente. Introduciremos actividades cardiovasculares más intensas, intentando llegar a una percepción del esfuerzo de 8 (85 por ciento de frecuencia cardiaca máxima). Para ello podemos añadir más cuestas, más metros, o menos metros pero a mayor velocidad... Y en el gimnasio, combinar más tiempo de ejercicio de intensidad alta en remo, bici, elíptica... En la primera parte de la sesión seguimos realizando ejercicios neurales y de equilibrio, y estiramos al finalizar la sesión.

Lo que se busca es seguir potenciando los beneficios del ejercicio que ya hemos ido adquiriendo. Vamos subiendo peso en la fuerza e intensidad en la parte cardiovascular. Y gracias a ello nuestros sistemas pasan de comenzar a funcionar de manera normalizada a funcionar mejor, ir mejorando la salud y el estado físico y psicológico.

Con esta fórmula, intento dar respuesta a qué tengo que hacer, cuándo, cómo..., aunque, por supuesto, hay que adaptarla a los momentos de parón por cirugías o reconstrucciones. Y, por cierto, si paras más de dos o tres semanas por vacaciones, lesiones o cualquier cosa, retoma desde el inicio y empieza desde cero. Quizá tardes más en notar la mejoría, pero es muy importante no volver a empezar a tope.


Espero que, sobre todo, tengas muy claro que lo más importante de todo esto es que te muevas y que no tengas ninguna duda sobre la importancia de comenzar a realizar ejercicio, independientemente de que hayas ter-

minado los tratamientos hace mucho o acabes de finali-
zarlos, de que hayas sido muy activo o de que nunca te
hayas movido. Siempre hay un ejercicio adaptado para
ti. ¡¡Encuéntralo y ponte en marcha!!

## LA EXPERIENCIA DE JUAN

Por Juan Sanz, 56 años, ventas

Soy corredor popular desde los dieciséis años y antes también practicaba otros deportes. Ahora tengo cincuenta y seis. Hace ocho me diagnosticaron una deficiencia que podría derivar en cáncer. En febrero de 2021, me consideraron enfermo, y digo «consideraron» porque no presento señales evidentes que manifiesten enfermedad. Empecé el tratamiento en junio de 2021. Desde los dieciséis hasta los cincuenta y uno fui corredor autodidacta. En 2018 me incorporé al club Tigers Running, donde mi evolución como corredor subió en calidad de modo notable.

En mis inicios como corredor, comencé con carreras de diez kilómetros y medias maratones, y desde 2011, también maratones, por influencia de mi hermano mayor, un gran corredor maratoniano, que siempre me invitó a seguirle y que me comentó que correría conmigo su nueva maratón. Me estrené para llegar a completar la nueva distancia, primero con su camiseta y luego sintiendo que en las carreras está a mi lado.

Antes del tratamiento corría dos maratones al año y algunas medias maratones y carreras de diez kilómetros. Mis mejores marcas son: de maratón, 3,42; de media, 1,35, y 42 minutos para las de diez kilómetros.

Con el tratamiento he dejado las carreras, pero no el entrenamiento, que con ayuda del equipo del club he adaptado a mi nueva situación. Ahora tengo un plan especial con topes de pulsaciones, de kilómetros..., pero sin tope de ilusión, de ganas y de satisfacción personal.

Mi experiencia personal es muy positiva, no solo por seguir con algo que he venido haciendo desde siempre y que forma ya parte de mí, sino porque me hace encontrarme mucho mejor, física y psíquicamente, en compañía con el resto de corredores-amigos del club.

El ejercicio me ayuda a desconectar, a cansarme para luego descansar mejor, a oxigenarme, a estar más en forma, más sano, a disfrutar corriendo, y me da la sensación de que me ayuda en el tratamiento, pues me ha permitido mantener una actividad, en los periodos que puedo desarrollarla, muy positiva. Y cuando he tenido reclusiones hospitalarias más severas, he podido mantener, en los diez metros cuadrados que tenía disponibles, un ritmo de más de ocho mil pasos diarios para oxigenar el cuerpo y la mente, acortando periodos de respuesta y reactivación. Me ha venido muy bien en el tratamiento aplicar esa capacidad que se desarrolla en las carreras de largas distancias, de no perder la cabeza cuando las sensaciones no te acompañan, de tener paciencia, de no esperar un fin inmediato. También me han ayudado esos entrenos que practicamos en el club, en los que sabemos cuándo empezamos pero no cuándo acabamos, centrando tu esfuerzo en lo que haces sin tener el cerebro más pendiente en la meta que en otra cosa. Es un enfoque que me ha permitido estar conectado a máquinas sin moverme más de cuatro horas, o cosas similares, sin haber pasado un mal rato y sin saber cuándo se acaba, como en el entreno.

En 2010, charlando con médicos de UVI, me decían que era muy importante el nivel de salud del paciente, que una persona con malos hábitos y salud no era lo mismo que un corredor habitual al que podían inducir el coma sabiendo que despertaría. No pensé que fuera a probarlo, pero sí me quedé con la idea.

Por último, agradezco la oportunidad que se me brinda de poder contar mi experiencia. Lo hago en cuanto tengo oportunidad con todo el que se muestra curioso y me permite expresarme. Además, creo que puedo ayudar a más gente y que así también me ayudo a mí mismo.

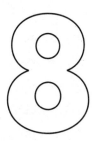

# ¿PUEDO HACER EJERCICIO DURANTE LOS TRATAMIENTOS?

Otro caso al que nos solemos enfrentar es el de las personas que, acostumbradas ya al ejercicio, quieren seguir practicándolo después del diagnóstico. Sin embargo, son muchos los miedos y la incertidumbre sobre cómo les afectarán los tratamientos, cómo será el día a día, si serán capaces o, incluso, si el movimiento y el esfuerzo pueden ser nocivos para la salud. Otras personas, cuando el oncólogo les habla de la importancia de realizar ejercicio y de empezar cuanto antes, experimentan las mismas dudas que las anteriores, además de no estar muy convencidas de sus capacidades para el ejercicio y si el ejercicio puede ser bueno.

La realidad es que moverse, junto con una buena alimentación, será de las mejores aportaciones que una persona con cáncer puede hacerle a su cuerpo durante los tratamientos oncológicos, sobre todo, porque se va a sentir mejor. En un proceso tan complejo, esto es de suma importancia.

Como ya hemos visto, el ejercicio físico ayuda a prevenir diferentes efectos secundarios que conllevan los tratamientos, como la reducción de la capacidad cardiovascular, el aumento de la fatiga, los cambios en la composición corporal (tanto la pérdida de masa muscular como la tendencia a ganar grasa) y los problemas de carácter neural. En este sentido, debemos tener en cuenta algunos aspectos en función de la cirugía y el tratamiento que se vaya a recibir, y adaptar en consecuencia el entrenamiento y la intensidad durante el ejercicio oncológico. Si quieres seguir haciendo deporte, puedes hacerlo sin problema, pero habrá que modificar la práctica a las necesidades que tenga el cuerpo en cada momento.

En cualquier caso, ya sabemos que a las personas que están en tratamiento se les aconseja lo mismo que a aquellas que ya lo han terminado, pero con una mayor adaptación de la intensidad del ejercicio con el fin de ayudar al cuerpo a recuperarse los días posteriores a la dosis. Los estudios muestran, además, que la actividad física es una práctica segura durante los tratamientos, especialmente bajo la supervisión de un especialista. Así que ¡vamos a por ello!

## ADAPTACIONES NECESARIAS

Tanto si ya hacías algo de deporte como si no, existen algunas indicaciones importantes a la hora de realizar ejercicio físico durante los tratamientos. A continuación, te presento las adaptaciones generales, pero recuerda que los tratamientos no siempre siguen este orden y que quizá no pases por todos ellos. No importa, tu equipo médico planteará siempre el esquema terapéutico que mejor se adapte a ti y a tu tumor.

### Cirugía:

- Debes esperar a que la herida esté cicatrizada. Te recomiendo que contactes con un fisioterapeuta especialista cuanto antes para que la cicatriz no genere adherencias ni otras alteraciones que afecten a la movilidad.
- Tan pronto como la herida esté completamente cerrada, comienza con estiramientos y movilizaciones de la zona, además de incluir ejercicio de intensidad baja-moderada, especialmente de carácter cardiovascular.
- Debes esperar entre seis y ocho semanas tras una cirugía para realizar ejercicio cardiovascular o de tonificación de intensidad moderada-alta.
- Si aparece un edema en la zona de la cirugía, los

masajes de drenaje linfático y el tratamiento con fisioterapia pueden ser una opción muy efectiva.

## Radioterapia:

- Cuidado con la piel. Para evitar la irritación, utiliza camisetas de algodón, cámbiate nada más terminar el ejercicio y mantén la zona siempre limpia y seca.
- Evita tejidos sintéticos, o piscinas de cloro, ya que la piel puede sufrir mucho.
- Después del entrenamiento, limpia y seca la zona y aplícate la crema que te haya recomendado tu equipo de radiooncología.
- Si aparece cualquier sintomatología cardiaca, debes acudir al médico y parar de hacer ejercicio hasta que el médico de referencia te diga lo contrario.
- En ocasiones hay alteraciones en el aparato digestivo que favorecen las náuseas y los problemas gástricos. Si es tu caso, debes adaptar la intensidad del ejercicio para evitar sobrecargas.
- Durante el proceso, es normal que la piel se irrite, por lo que te recomendamos que evites ropa de tejidos sintéticos en contacto con la piel (mejor siempre el algodón) y las piscinas de cloro, ya que la piel puede sufrir mucho.

- Se puede experimentar bastante fatiga, de modo que, de nuevo, hay que adaptar el ejercicio. Si fuera necesario, lo mejor sería reducir el número de sesiones por semana, pero seguir manteniendo intensidades altas para evitar el deterioro muscular y revertir la sensación de fatiga.

## Quimioterapia:

- Durante la quimioterapia oral, adapta la intensidad y el ejercicio en función de los efectos secundarios. Por ejemplo, si tienes mucha neuropatía periférica, realiza ejercicios más estáticos y de propiocepción, como bici o remo, y reduce los desplazamientos.
- Durante la quimioterapia semanal, mantén la misma intensidad si es posible.
- En la quimioterapia que se administra cada quince, veintiún o veintiocho días, adapta la intensidad especialmente los días que siguen al tratamiento: entre los tres y cinco días posteriores deberías trabajar a una intensidad más baja, tanto a nivel cardiovascular como de fuerza. El cuerpo debe recuperarse del tratamiento, y el ejercicio de alta intensidad puede aumentar la fatiga y hacer que el proceso sea más lento. Después, puedes volver a realizar ejercicio a una intensidad mayor.

- Si aparecen náuseas, vómitos y diarreas, el ejercicio debe ser de intensidad baja y, además de seguir las recomendaciones del médico, debes tomar una buena cantidad de líquidos isotónicos, como el suero, que aporten glucosa y sales minerales.
- En caso de neuropatías muy severas, deberías realizar ejercicio cardiovascular con menos desplazamientos y más ejercicios de equilibrio y propiocepción.
- Los días que experimentes una fatiga extrema, debes descansar. Si puedes levantarte de la cama para comer o tomar algo, o sentarte un rato, te sentará bien físicamente. Si no, reponte para enfrentar los siguientes días con más energía.
- Es posible que tengas una ligera bajada de defensas, así que cuidado con los entornos cerrados, abrígate si es invierno y evita las piscinas o las actividades que aumenten el riesgo de infección. Eso sí, puedes salir al aire libre a hacer ejercicio sin problema. Disfrútalo.

**Tratamientos biológicos:**

- Existen diferentes tipos y cada uno de ellos afecta distintas partes del comportamiento celular, lo que puede acarrear una variedad de efectos secundarios. Algunos se refieren a la fatiga, otros a problemas gastrointestinales y otros a problemas cardio-vasculares.

- En cualquier caso, adapta la intensidad y el tipo de ejercicio a tus necesidades. Pregunta a un experto. Es posible que en muchos casos no debas abandonar la práctica, sino que con adaptarla será suficiente.

## Hormonoterapia:

- La recuperación es más lenta. Por ello, es muy importante adaptar los tiempos de descanso para prevenir lesiones.
- Lesiones articulares: es habitual sentir dolor articular y tener más facilidad para lastimarte las articulaciones. Por ello, realizar ejercicio de equilibrio y propiocepción es de vital importancia.

## Inmunoterapia:

- Alteraciones cutáneas: mantén la piel seca, limpia y cuidada después de realizar ejercicio.
- Dolores y calambres musculares: mantén un adecuado aporte de agua y minerales. Te recomiendo que hables con tu clínico de referencia. Realiza ejercicios más cortos e incluye un buen número de estiramientos durante tu día a día.

- Alteraciones gastrointestinales: adapta la intensidad y, por supuesto, no fuerces la máquina en caso de vómitos o diarrea hasta que alcances una buena hidratación, te encuentres mejor y puedas retomar, poco a poco, la actividad.

Con independencia de cuál sea el efecto secundario del tratamiento, primero habla con tu oncólogo y que sea él quien te diga si puedes y debes realizar ejercicio físico o si solo debes mantener algo de actividad física adaptada hasta que el efecto secundario desaparezca.

## RUTINAS QUE NO PUEDEN FALTAR EN TU DÍA A DÍA

Algunas veces, por diversos motivos, no es posible mantener un nivel de actividad alto durante los tratamientos. Una de las cosas más importantes que te pueden motivar a salir de la cama es tener una serie de rutinas que te permitan estructurar tu día y te mantengan en movimiento. Para ello, debes contar, por supuesto, con la energía suficiente para levantarte, pero quizá, con ayuda, puedes sentarte a comer o pasear por casa, si no te sintieras con fuerzas para más. Si poco a poco te ves capaz, aquí te dejo algunas recomendaciones básicas:

- Intenta mantener un horario estable, que te permita levantarte, acostarte y comer a horas parecidas todos los días. Esto te ayudará a sentirte con más energía y a dormir mejor.
- Por la mañana se suele tener más energía, por lo que sería ideal que dedicases esas horas del día a las actividades más exigentes, tanto mentales como físicas.
- Sal a dar un paseo después de comer. Muchas veces no nos apetece y, si además anochece pronto, parece que la energía se consume. Lucha contra la pereza y establece la rutina de pasear con alguien pronto por la tarde.
- Anímate a ir a comprar el pan, al súper o simplemente queda con tus amistades para tomar un café. Salir y moverte te despejará.
- Intenta establecer una rutina de ejercicios de movilidad, equilibrio y estiramientos después del paseo de la mañana y de la tarde, ya que te permitirá mejorar tu sensación física.
- Mantén una buena hidratación, sobre todo a base de agua, y una alimentación saludable. Si necesitas más información, dirígete a tu médico, nutricionista especialista en oncología o enfermero de referencia y consúltale las dudas.

Como ves, siempre se puede hacer ejercicio o mantener una vida activa, incluso durante los tratamientos oncológicos. Hacer algo va a ser mejor que no hacer nada, y, como dice el doctor Alejandro Lucía, uno de los especialistas en ejercicio y cáncer más prestigiosos de nuestro país: «cuanto más se mueva un paciente de cáncer, mejor».

## LA EXPERIENCIA DE PATRICIA
por Patricia López, 45 años

Los procesos oncológicos son muy difíciles de entender y los tratamientos que te curan también suelen machacarte el cuerpo. Así que una buena parte de la rutina diaria de una persona que ha padecido o padece cáncer consiste en cuidarse de esos efectos secundarios para mantener una calidad de vida aceptable. A mí algo me decía que esto tenía que ver con el movimiento.

Hace once años de mi primer diagnóstico. El oncólogo que me trató en ese momento era más partidario del reposo que del ejercicio. Yo no había oído hablar de ningún tipo de entrenamiento específico para personas con cáncer y creo que él tampoco. Yo caminaba, había nadado, practicado pilates, yoga..., y sabía que estas cosas me sentaban muy bien. Mi cuerpo había cambiado, así que, aunque intenté volver a mi actividad habitual, no fue posible. No era eso lo que necesitaba.

Empecé entonces a buscar algo adecuado para este momento vital. Tras unos cuantos traspiés, asistí a una charla sobre ejercicio para pacientes oncológicos en un hospital. Los pacientes que lo practicaban estaban ingresados y recibiendo quimio. Al fin, daba con una pista. Después, encontré otra charla sobre el tema, publicada en Internet y, ¡¡entonces sí!!, conseguí el contacto de la persona que ha sido mi entrenadora durante años.

Soraya sabía a qué me refería cuando hablaba de tratamientos, efectos secundarios, pruebas diagnósticas... Creo que es de las personas con un conocimiento más integral de la enfermedad que he conocido. Ella sabe lo que necesito y lo que me sienta bien, lo ha sabido durante todo el proceso. Siempre me ha transmitido la seguridad de que lo que estaba haciendo era bueno para mí, incluso cuando han surgido dudas o miedos. Y nunca ha faltado a su palabra. No ha habido un día de entrenamiento en el que no me haya ido mejor de lo que había llegado. Siempre ha merecido la pena.

El ejercicio físico específico y adaptado me ayuda muchísimo a cuidarme y a disfrutar de una buena calidad de vida. Estoy segura. Soraya lo mide todo y hay cifras que demuestran lo que digo, pero yo lo sé porque me siento menos cansada, menos débil. Me siento mucho mejor.

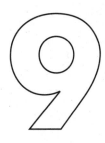

# EJERCICIO FÍSICO: UNA PASTILLA PARA TODA LA VIDA

Y ahora que sabes un montón sobre ejercicio físico y cáncer, seguro que no tienes dudas de que vas a incluirlo como un nuevo hábito en tu vida o de que vas a continuar con lo que ya hacías. El reto no está en que ahora te sientas con ganas y entusiasmo, sino en que, para que el ejercicio funcione, hay que ponerlo en práctica. Y no solo durante dos o tres meses, hay que hacerlo siempre. Y en este punto es cuando nos flaquean las fuerzas: siempre… es mucho tiempo.

Bueno, como plantearlo tan a largo plazo da un poco de vértigo, aquí tienes algunos consejos para mantener la motivación y fijar objetivos realistas.

## PLANTEAMIENTO DE OBJETIVOS

Todos empezamos con muchas ganas, pero a veces las ganas se desinflan. Por ello, hemos comprobado que establecer objetivos y, sobre todo, compartirlos con personas que atraviesan la misma situación favorece que mantengamos la constancia en una actividad.

Los objetivos deben cumplir una serie de características, ya que si, por ejemplo, son inalcanzables pueden causar frustración y llevarte a abandonar la actividad. Así que presta atención a cómo debes plantearte tus metas para ayudarte a disfrutar de unos hábitos de vida buenos y saludables.

### Objetivos para mantener la actividad:

- Al principio te recomiendo que evites objetivos finalistas: ¿qué quiere decir esto? Que en un primer momento te propongas como meta, por ejemplo, ejercitarte tres veces por semana durante un mes. Así te acostumbras a mantener buenos hábitos de vida, a «recorrer un buen camino». Una vez que seas capaz de cumplir con estos objetivos a corto plazo y medio plazo, te puedes plantear otros más ambiciosos y finalistas, como llegar a caminar o correr 10 kilómetros. Ante una prueba física que requiera más de ti, ya habrás adquirido el hábito del ejercicio y podrás encarar el camino con confianza para alcanzar una meta concreta.

- Objetivos realistas: si apenas estás empezando, no te plantees como objetivo recorrer en un día el Camino de Santiago. Comienza por dedicar 30 o 40 minutos del día a realizar ejercicio físico, tres días por semana. E intenta ser constante para que los beneficios lleguen.

- Objetivos evaluables: los objetivos que te propongas deben ser medibles. Si tu propósito es salir tres días y solo sales dos, no lo cumples. Fijar objetivos como «sentirte mejor» o «estar bien» es poco conciso y, por tanto, implica que la evaluación que se haga de ellos no depende solo de si haces ejercicio o no. Es preferible, por tanto, que plantees estrategias más concretas y directamente relacionadas con la actividad.

- Objetivos adaptados a tus necesidades: no es bueno fijar un objetivo que nunca cumples, porque puede que te acabes frustrando. Puedes tomarte alguna licencia de vez en cuando, pero intenta ser lo más consistente posible. Si te propones salir tres días a caminar y no lo consigues nunca, contempla primero salir dos y, poco a poco, busca la fórmula para que sean tres.

- Comparte los objetivos ambiciosos: si quieres hacer algo muy a largo plazo que se te queda un poco grande en este momento, plantéate la posibilidad de compartir la preparación de ese reto con otras personas. También puedes acudir a algún especialista que te guíe y te ayude con la preparación.

- Si los ves demasiados ambiciosos, divídelos en objetivos más pequeños: a veces ponemos el foco en un gran objetivo, pero para llegar a él es necesario ir poco a poco y plantear las tareas intermedias como miniobjetivos que tenemos que ir cumpliendo. Por ejemplo, si mi propósito es estar todo un año manteniéndome activa, quizá debería plantearme semana a semana o sesión a sesión, e ir poco a poco sumando retos.

Tener objetivos en mente y compartirlos con personas de nuestro entorno o que estén en la misma situación que nosotros puede ser muy eficaz. Contar con compañeros con los que emprender el mismo viaje es una experiencia muy gratificante. ¿Te apuntas?

## CÓMO MANTENER LA CONSTANCIA

La motivación tiene muchas fluctuaciones y, por ese motivo, se hace imprescindible mantener a raya las ganas de abandonar la actividad o de que el sofá te atrape. Afortunadamente, ya contamos con estudios en los que los pacientes nos relatan sus estrategias para no dejar de realizar ejercicio. Tener estos aspectos en cuenta será fundamental para que las personas con cáncer se mantengan activas.

- Programas adaptados a las necesidades de cada persona.

Los aspectos que más valoran los pacientes para empezar o mantener un programa de ejercicio oncológico están relacionados con el grado de personalización del programa. Los programas supervisados, por tanto, son los más apreciados por parte de las personas con cáncer. Estas sienten que la supervisión es esencial para no hacerse daño y realizar de manera adecuada la técnica de ejecución de los ejercicios, empleando la intensidad justa y acorde con el punto de progresión.

Sentir que nos guían mientras nos entrenamos enlaza con la necesidad de individualización. Un ejercicio personalizado e individualizado permite ajustar la intensidad de cada práctica en función de las capacidades de cada persona.

- Programas supervisados por especialistas.

Se ha visto que los programas supervisados tienden a tener una mayor adherencia de los participantes, tanto porque aumenta la percepción de seguridad como porque la progresión de los ejercicios está adaptada a las necesidades y a la evolución de cada participante.

- Se toleran mejor los programas que combinan ejercicio de fuerza y cardiovascular.

En muchas ocasiones se han estudiado programas solo

de ejercicio cardiovascular o solo de fuerza, además de combinar ambos. Los que dan mejores resultados de participación son aquellos que combinan ambos programas, ya que el ejercicio cardiovascular ayuda a asimilar mejor el ejercicio de fuerza y, por su parte, el ejercicio de fuerza potencia la capacidad cardiovascular.

• Los efectos secundarios producidos por los tratamientos pueden limitar y reducir la continuación con ejercicio, especialmente si no se tiene acceso a un entrenamiento específico.

Los efectos secundarios son unas de las causas más habituales de abandono, ya que, en ocasiones, son los precursores de lesiones o de una mala asimilación del ejercicio. Es importante que se reduzca la intensidad en estos casos hasta que sea bien tolerada y que se mantenga una actividad ligera mientras los efectos secundarios persistan.

En otras ocasiones los efectos del tratamiento pueden ser más graves o limitantes, como fatiga o cansancio extremo, molestias gastrointestinales, diarreas... En estos casos se mantiene la misma recomendación que en el párrafo anterior: ejercicio suave.

• Programas que sean accesibles, tanto económicamente como de cercanía al lugar de entrenamiento.

Una de las barreras de algunos programas personalizados de ejercicio es el precio, puesto que el desembolso que en muchas ocasiones implica el entrenamiento personal los aleja de las economías más humildes. En este sentido, los programas grupales ayudan a democratizar los precios y hacerlos accesibles a más bolsillos. Tenemos que tener en cuenta que la práctica de ejercicio requiere de tiempo, pero hacer frente a un coste alto hace que muchas veces no se pueda mantener.

Otro de los factores que más limitan a los pacientes es la distancia del lugar de residencia hasta el centro de entrenamiento. En este sentido, las aplicaciones móviles o programas online se han convertido en una herramienta esencial para ayudar a todos las personas que lo necesiten independientemente del lugar en el que se encuentren. Desde el programa Ejercicio y Cáncer tuvimos claro desde el principio que este era un problema al que debíamos dar solución.

- Contar con apoyo familiar.

Parece algo evidente, pero no lo es. De hecho, es de los puntos más importantes puesto que, si no estamos todos en el mismo barco, las cosas se complican. Lo que quiero decir es que la ayuda no solo es necesaria durante el tratamiento, sino que lo es también el respaldo que recibamos después para poder hacer ejercicio, clave para recuperarse de los efectos secundarios. Después de los tratamientos, cuando la vida vuelve poco a poco a la normalidad, el entorno del paciente debe comprender que los efectos secundarios persisten y que el ejercicio forma parte del tratamiento que la persona que ha padecido cáncer debe mantener el resto de su vida.

- Los programas grupales aumentan la adherencia de los pacientes oncológicos al ejercicio, ya que el grupo actúa como aglutinante.

El grupo tiene el efecto de unir y mantener la motivación de una manera intrínseca. En compañía, las mujeres se animan entre ellas a seguir mejorando y se sirven de referente las unas a las otras. Y hablo en femenino porque la mayoría de las que hacen ejercicio en grupo suelen ser mujeres. Es verdad que tenemos algunos casos, como los grupos de Vario Health Clinic de Australia, donde realizan grupos de ejercicio solo para hombres con cáncer de próstata. Ellos también hablan del beneficio del ejercicio en grupo…, así que el beneficio es claramente para todos.

- Establecer relaciones positivas con el ejercicio, señalando y valorando todo lo conseguido.

Las personas que participan en programas de entrenamiento para pacientes oncológicos valoran mucho más el ejercicio cuando sus entrenadores resaltan lo positivo y lo conseguido frente a lo que no se ha podido conseguir. Esto favorece una relación positiva con la actividad, centrada en los éxitos, que es lo realmente importante. Por otro lado, la figura del entrenador duro y exigente que te muestra que no has llegado a lo que se había planificado se relaciona con una experiencia negativa y con no querer volver a realizar ejercicio nunca más.

Siempre termino mis clases con un aplauso. Para mí lo que importa no son los kilos movidos ni los kilómetros recorridos. El éxito está en venir; por eso, cada día es un éxito y merece un aplauso.

Lo principal es que busques algo que te divierta, que te guste y que te ayude a mantener un estilo de vida activo. Ya sabes que los beneficios son múltiples y el tipo de ejercicio no es lo más importante, sino hacerlo. Y esforzarte cuanto puedas.

Si tienes la posibilidad de realizar ejercicio supervisado por un profesional, aprovéchala, porque te guiará y lo adaptará a tus necesidades, en especial si sufres efectos secundarios que no sabes muy bien cómo aliviar. Pero no lo dudes, muévete.

## FALSOS MITOS DEL EJERCICIO: NUESTRO PEOR ENEMIGO

Muchos especialistas clínicos en enfermería o en fisioterapia general no han recibido formación sobre el ejercicio oncológico. Y, como es normal, no podemos pedirles que se mantengan actualizados respecto a todos los procesos, los nuevos fármacos, las nuevas técnicas de tratamiento, las nuevas técnicas rehabilitadoras de las cirugías más innovadoras, y que, además, cuenten con una formación especializada en un ámbito que no es el suyo. De ahí que quiera aclarar algunos puntos importantes que me han planteado pacientes y responder así a dudas o datos contradictorios. Por supuesto, se trata de información general y puede que en situaciones concretas exista una razón médica que hace que no sea aplicable, pero para muchos casos genéricos puede ser de utilidad. No obstante, siempre que haya cualquier molestia, te recomiendo que pares y lo comentes con tu oncólogo, enfermera o fisioterapeuta, así como con un especialista en ejercicio oncológico, por si el ejercicio no se estuviera ejecutando de manera adecuada.

### ¿Se puede realizar ejercicio de fuerza con el Port-a-Cath® o con un PICC?

Sí. En ambos casos hemos visto que no hay problema si se realiza con pesos adaptados (inicialmente bajo peso y después ir observando la tolerancia) y sin dolor. Pero es necesario que el Port-a-Cath® se haya implantado al menos diez días antes, que la herida esté cicatrizada, que en ninguno de los dos casos haya infección, dolor o inflamación de la zona o se produzca un trombo. Con el

PICC el riesgo de trombo puede ser mayor, pero si trabajas con pesos bajos (uno o dos kilos para comenzar) y lo combinas con estiramientos, sin dolor y con ejercicio cardiovascular, el riesgo es muy reducido. En cualquier caso, si la zona presenta enrojecimiento, dolor o inflamación, no hagas ejercicio y acude a tu especialista.

### ¿Puedo coger peso con un linfedema?

La respuesta es sí, pero lo ideal es que lo hagamos de manera adaptada. No se ha demostrado que el ejercicio de fuerza (tampoco el cardiovascular) aumente el riesgo de linfedema, ni que lo empeore, pero sí es recomendable que te pongas en manos de especialistas.

En primer lugar, siempre es aconsejable que lo trate un fisioterapeuta especialista en oncología y linfedema. Una vez que tengamos su consentimiento, podemos comenzar a entrenar. Lo ideal es trabajar ejercicios abiertos, con resistencias bajas (gomas o pesos de uno o dos kilos) al principio e ir adaptándolo a medida que se vaya evolucionando. Si coges un peso para hacer ejercicio con las piernas, este peso puede ser mayor. Por lo general, se recomiendan los ejercicios con la manga en caso de linfedema, pero debes consultarlo con tu fisioterapeuta especialista. Y, además, uno de los puntos más importantes que tener en cuenta es el control del peso y de la grasa corporal, que se relacionan con el aumento del riesgo de linfedema y empeoramiento de los síntomas.

## ¿Puedo hacer cualquier ejercicio con osteopenia?

Antes de que la osteopenia se convierta en osteoporosis, muchas veces ya se restringe el trabajo con pesos de cargas altas y el impacto. Sin embargo, la realidad es que, cuando hay osteopenia, el ejercicio de fuerza, la postura y el impacto facilitan la absorción del calcio en el hueso, por lo que podemos ayudar a evitar que la osteopenia empeore. Lo que no podemos hacer es evitar los ejercicios de impacto, porque se reduce la capacidad de absorción del calcio y de regeneración del hueso. Por ello, contempla la natación como una actividad muy complementaria a otras actividades como la fuerza y el ejercicio cardiovascular de impacto alto y moderado.

## ¿Puedo hacer ejercicio durante la radioterapia?

En algunas ocasiones se indica a los pacientes (especialmente con cáncer de mama y radiación en el pectoral) que no se puede hacer ejercicio durante la radioterapia. Es verdad que debemos poner una camiseta de algodón debajo del sujetador para evitar el roce y que tras la actividad deberías cambiar de camiseta y secarte. Pero es fundamental que se mantenga la actividad para prevenir la pérdida de capacidad cardiovascular. Durante todo este proceso se recomienda realizar estiramientos de entre tres y cinco minutos para evitar la fibrosis muscular que aparece meses después de los tratamientos con radioterapia.

### ¿Puedo hacer algo de ejercicio durante el proceso de reconstrucción?

No existe ninguna condición que realmente indique que no se puede hacer ejercicio durante el proceso de reconstrucción. Sí es necesario que las heridas hayan cicatrizado y que se realicen estiramientos que ayuden a relajar la zona y mejorar la tensión de la piel. También reducimos el impacto en la primera fase de entrenamiento y la carga en los brazos, centrando el trabajo en las piernas. En los brazos, como hemos comentado, daremos prioridad a estirar y movilizar la zona. Si esta tensión es muy alta, es recomendable que acudas a un especialista en fisioterapia oncológica, rehabilitador o al propio cirujano para que te la trate. Sin embargo, es esencial que se planteen protocolos de movilización, estiramientos y ejercicios que ayuden a no perder funcionalidad y a mejorar la sensación de tensión y dolor para que no afecten a la postura, lo cual puede comportar a su vez dolores de cuello, espalda y hombros. También se puede trabajar con cargas, pero siempre que el trabajo de fortalecimiento se oriente a los músculos de la espalda, para evitar la sobrecarga del pectoral y de la zona anterior.

# EJERCICIO Y CÁNCER

Por Amelia Sánchez Galindo, 56 años

Cuando me diagnosticaron el cáncer de mama inicié, como tantas mujeres, un viaje que nunca planeé. La enfermedad, al menos al principio, invade todas las áreas de la vida: la personal, la familiar y la laboral. Tiene impacto físico, psíquico y emocional. Tengo la sensación de cargar con un peso tremendo que me afecta al ánimo y con ello todo cuesta más. Es como si en la mochila del día a día pusiéramos piedras o «plomo en las alas...». También nos invade el miedo al hoy y al futuro, al impacto que va a tener en nuestra vida y en la de nuestra familia. El miedo a lo que nos vamos a enfrentar nos paraliza física y emocionalmente.

Afortunadamente, el sistema sanitario nos marca el camino a seguir en lo referente al tratamiento médico. Disponemos de terapias cada vez más personalizadas y dirigidas a controlar o curar la enfermedad, pero el impacto de estos tratamientos nos afecta en el momento en que los recibimos y posiblemente nos acompañen durante gran parte de nuestra vida. Desde el principio me sentí muy afortunada y agradecida por el trato recibido en la Sanidad Pública.

A mí me ayuda conocer la experiencia de mujeres que han recorrido este camino y comparten públicamente su experiencia. Ahí conocí el grupo de Ejercicio y Cáncer que tanto me está ayudando en esta etapa de mi vida.

Ya sabía que realizar actividad física diaria y ejercicio ayuda a prevenir enfermedades y a estar mejor, pero nunca, hasta ahora, lo había considerado algo prioritario en mi vida.

Cuando comencé el tratamiento, mis médicos me recomendaron que hiciera ejercicio y, como no tenía muchas cosas que hacer, caminaba todos los días entre diez y doce kilómetros. Pero al iniciar el programa de Ejercicio y Cáncer me encontré mucho mejor. Empecé durante el tratamiento y, tras la valoración inicial, Soraya y Mónica fueron adaptando la actividad a mi situación. Progresivamente fui recuperando masa muscular y tenía menos fatiga. Además, el ejercicio me ayudaba a tolerar mejor los efectos secundarios de la quimioterapia y radioterapia. Hacer la actividad en grupo, con mujeres que recorren el mismo camino, también me resulta muy gratificante, diluye los miedos y problemas. Siempre he encontrado una sonrisa amable, un consejo para sobrellevar mejor algún problema, una mirada de complicidad... Compartir retos y esfuerzo da mucha energía.

El cáncer me ha quitado algunas cosas en mi vida, pero me ha traído otras y ahora el ejercicio forma una parte importante de mi actividad semanal. Sé que el beneficio del ejercicio está basado en evidencia científica y que tiene bases fisiológicas, pero también lo estoy experimentando en mi vida diaria, cómo me está ayudando a aligerar el peso de esa mochila. Es algo que nosotras podemos hacer para favorecer nuestra recuperación física y mental.

Aún me sigue costando iniciar las sesiones, pero sé que durante el ejercicio, y sobre todo después, me voy a encontrar mucho mejor. Estoy comprobando como el ejercicio, además, mejora la autoestima y la confianza en una misma. Creo que estar en buena forma física me ayudará a enfrentar el futuro.

Muchas gracias a Tigers Running Club y a su programa Ejercicio y Cáncer.

Gracias, Soraya, por el esfuerzo en aportar evidencia científica de los beneficios del ejercicio dirigido en los pacientes con cáncer y en divulgar vuestra experiencia. Espero que este libro ayude a incorporar el ejercicio dentro del tratamiento y el cuidado de los enfermos de cáncer.

# EPÍLOGO:
## LA EXPERIENCIA DE ANA ROSA QUINTANA

En algunos momentos de la vida, hay fechas que no se olvidan, y el 25 de octubre de 2021 fue una de ellas. Ese día visité por primera vez a mi oncólogo. La ecografía y la biopsia ya recogían la noticia que ninguna mujer quiere escuchar, que yo no quería escuchar. El 29 de octubre el doctor Antonio González me dijo: «Tienes cáncer de mama». No recuerdo oír mucho más. Ni una lágrima. «Y ¿ahora qué?», atiné a decir. «En unos días una resonancia y a ver si hay metástasis», me respondió. Volvimos a casa Juan, mi marido, y yo en el coche. El silencio pesaba, luego nos consolamos mutuamente: «Esto ya no es como antes, ahora ha avanzado mucho la ciencia». Lo más importante era que estábamos juntos y lo más difícil iba a ser decírselo a los niños. Llamé a mi equipo más estrecho, que, en realidad, son amigas. Supongo que necesitas hacer algo para no pensar, y la acción es un modo de tener la cabeza ocupada.

El 2 de noviembre me despedí en directo de mi trabajo, había que empezar el tratamiento lo antes posible. Ni una lágrima. Xelo, mi socia y amiga, desde ese momento se hizo cargo de la productora y de venir cada tarde a casa a contarme cómo marchaban las cosas. Creo que ella ha llorado todo lo que yo no he llorado.

Por fin llega una buena noticia: no hay metástasis, pero los ganglios están afectados. Y ahí empieza otra vida para mí en la que «habrá quimio, radio y operación». En mi cabeza solo cabía una cosa: «Esto lo voy a superar y no me permito tener un pensamiento negativo». Lo peor era cuando pensaba en mis hijos, y ahí es cuando me rompo por primera y última vez. No hay tiempo que perder, hay que prepararse para lo que viene.

El 11 de noviembre me acerco con mi amiga Marisol hasta la Asociación Española Contra el Cáncer. Me habían dicho que tenían una Unidad de Ejercicio Físico Oncológico que estaba funcionando muy bien. Allí conozco a Soraya Casla, que me evalúa y parece que, a pesar de la vida no muy activa y estresante que he llevado, la que tuvo retuvo. Desde ese día y hasta la actualidad me he puesto en sus manos, también en las de su técnica de micropigmentación de las cejas. Genio y figura...

Os aseguro que prepararme físicamente es lo mejor que he hecho y, gracias a la constancia en el ejercicio, las caminatas diarias, la cabeza ocupada y el cariño de mi familia y amigos, la quimio no me ha causado grandes estragos. La radio también tiene muchos efectos secundarios que he superado y las mágicas manos de Isabel Rubio, la cirujana oncológica, lograron que me recuperara muy rápido.

Nadie nos advierte de lo largo y duro que va a ser el tratamiento y lo importante que es estar física y emocionalmente fuerte para afrontar los efectos secundarios de cada una de las etapas. Nunca imaginé lo fundamental que ha sido el ejercicio en mi recuperación. El ejercicio me permitió llegar fuerte a una intervención, trabajar el equilibrio, la prevención de las neuropatías, las cicatrices, las tensiones y, en mi caso, una segunda intervención para traer el dorsal ancho de la espalda a la mama. No puedo ni imaginarme cómo estaría hoy sin los ejercicios de fuerza.

Soraya no solo es mi entrenadora, también es mi asesora. Me aconsejaba e informaba sobre todo lo que iba sucediendo en cada etapa y cómo adelantarnos a lo que vendría. Trabajar con alguien que conoce la enfermedad, los efectos secundarios de cada tratamiento (incluso los de los medicamentos que tomo en la actualidad) y los cambios que vamos a sufrir en el aspecto físico supone una gran tranquilidad. Me considero una afortunada, pero también una paciente disciplinada, obediente y constante.

Once meses más tarde estaba fuerte y preparada para volver al trabajo y retomar mi vida plenamente.

No sé si mi experiencia les servirá a otras mujeres que acaban de ser diagnosticadas, están inmersas en el tratamiento o ya lo han terminado. Hay vida, la misma vida después del cáncer, pero no nos podemos dejar llevar por la apatía, el cansancio o la melancolía. Buscad apoyo, tiraos a la calle y no dejéis que os traten como a enfermas. La actividad y tener el día ocupado es fundamental. Claro que hay días en que estarías tirada en el sofá, y a lo mejor hay que hacerlo en algún momento, pero que nada ni nadie os quite las ganas de vivir ni la sonrisa.

ANA ROSA QUINTANA

## MI DESPEDIDA
## GRACIAS, ROCÍO

Y, para terminar, voy a contar una historia. El 2021 fue muy complicado para mí y a final de año estaba bastante agobiada. De repente, me llamó una de las personas a las que entrenaba. Llevábamos juntas tres años y tenía la enfermedad muy avanzada. Me contó que ya no podían someterla a más tratamiento. El tumor había dejado de responder. Me quedé en *shock* y ella me lo notó. Me dijo que me llamaba porque quería darme las gracias. Gracias porque, si no hubiera estado activa y haciendo ejercicio, no habría podido llegar hasta ese momento disfrutando de la calidad de vida que tenía. Tampoco correr una maratón por equipos, un logro que la había colmado de alegría. Gracias porque se había sentido mejor, apoyada y comprendida. Gracias por haber insistido en que no perdiera los entrenamientos y su forma física. Y en que retomara el ejercicio después de las hospitalizaciones, las infecciones y las complicaciones. Gracias no por entrenarla, sino por haber sido una amiga. Y en ese momento me di cuenta de que lo importante de todo esto es que el ejercicio es una herramienta muy poderosa que te ayuda física y emocionalmente, que nos une y nos convierte en una red de apoyo para todos y entre todos. Ella me animó a no dejar nunca de hacer lo que hacía. Y me pidió que siguiera mi sueño.

En cuanto colgué, decidí crear Ejercicio y Cáncer. Así que soy yo la que te da las gracias, Roci.

Ya lo sabes. Ante el cáncer, ¡muévete!

# EJEMPLO DE UNA SESIÓN DE EJERCICIO

A lo largo de todo el libro hemos comentado cómo entrenar y cómo adaptar el ejercicio, pero no me gustaría terminar sin incluir un ejemplo de una sesión completa, con el fin de que veáis algunos ejercicios y los podáis completar con otros que aprendáis o que os enseñen en vuestro centro deportivo. Antes de nada, recuerda:

- Cuida las posturas.
- No hagas nada que te produzca dolor.
- Si sientes mareo o cansancio, intenta hacer los movimientos despacio.
- Si te has lastimado con un movimiento o te molesta alguna parte del cuerpo, coméntaselo siempre a tu entrenador.

Lo que sigue es un ejemplo, pero encontrarás mucha más información en el siguiente enlace: <https://www.nivencedorasnivencidas.es/pdf/AF_Guia_Completa_Digital_CM_v3_DO.pdf>.

## Ejemplo de calentamiento

Realiza movimientos articulares con todo el cuerpo, como círculos con los tobillos, rodillas, cadera, brazos y cuello.

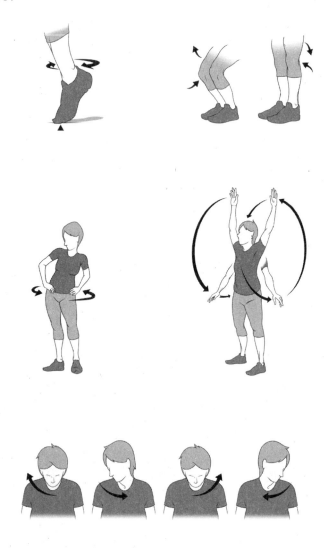

Camina 1 o 2 minutos de puntillas, de talones, elevando rodillas y llevándolas hacia atrás sin salto.

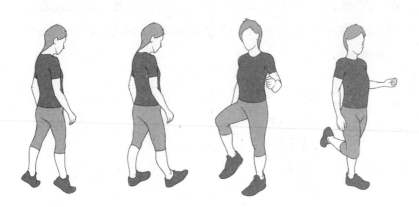

Ejercicios de equilibrio: camina y, cada 20 o 30 segundos, incluye 30 segundos de ejercicio de equilibrio: sobre un pie, sobre otro pie; sobre un pie y movilizar el pie libre, e igual con el otro pie...

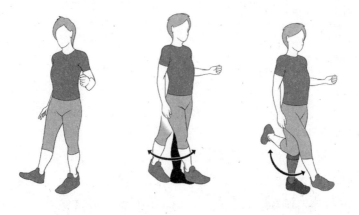

Caminar a ritmo suave y poco a poco incluir una caminata un poco más rápida. Puede sustituirse con ejercicio cardiovascular de cualquier tipo, siempre y cuando este aumente la intensidad muy progresivamente.

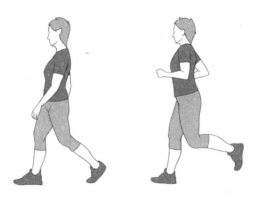

Se pueden realizar entre tres y cinco ejercicios de cambios de ritmo: 2 minutos suave + 30 segundos de aumento de intensidad.

### Ejemplo de circuito combinado

Consiste en realizar un ejercicio de fuerza y un ejercicio cardiovascular. Puedes organizarlo por tiempo, o por acumulación de carga en la parte de fuerza, mediante series y repeticiones. Empieza con ejercicios de fuerza con 12 repeticiones de cada ejercicio, dos veces, con pesos que puedes mover con comodidad.

Elige un ejercicio de fuerza de tren superior y, tras el minuto de ejercicio cardiovascular, uno de fuerza para las piernas. Combina un total de 12 ejercicios, con 6 tipos de ejercicios de fuerza en total.

Descansa entre 30 y 40 segundos tras cada ejercicio.

FUERZA DE TREN SUPERIOR: flexo-extensión de brazos: desde una posición adecuada, flexiona los codos con el peso en las manos y extendiéndolos controlando el movimiento. 12 repeticiones, dos veces.

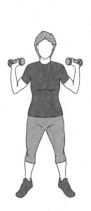
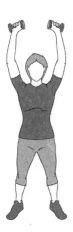

CARDIO: eleva rodillas sin salto (en caso de problemas de suelo pélvico o enfermedad metastásica en columna, cadera o fémur) o con salto si es posible. 1 minuto.

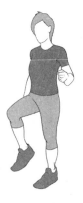

FUERZA DE TREN INFERIOR: sentadilla con piernas separadas. Busca llevar el peso hacia los talones y el abdomen hacia dentro, expulsando el aire en el momento de máximo esfuerzo. Se puede sustituir por prensa o realizar con pesos externos cómodos. Si nunca lo has hecho con peso, puedes comenzar solo con el peso de tu cuerpo. 12 repeticiones, dos veces.

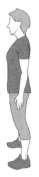 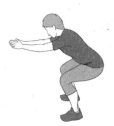

CARDIO: lleva los talones hacia atrás sin salto (en caso de problemas de suelo pélvico o enfermedad metastásica en columna, cadera o fémur) o con salto si es posible. 1 minuto.

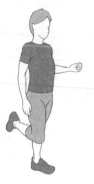

FUERZA DE TREN SUPERIOR: trabajo de dorsal. Coloca el tronco ligeramente hacia delante, con una buena posición en la cadera y en las piernas. Con el peso en las manos y los brazos extendidos hacia adelante, lleva los codos hacia atrás manteniéndolos cerca del tronco y vuelve a bajarlos de forma controlada, sin dejar que caiga el peso. 12 repeticiones, dos veces.

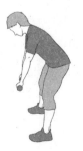 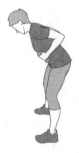

CARDIO: lleva un pie hacia afuera y vuelve al centro. Después realiza el ejercicio con el otro pie, sin salto (en caso de problemas de suelo pélvico o enfermedad metastásica en columna, cadera o fémur) o con salto si es posible. 1 minuto.

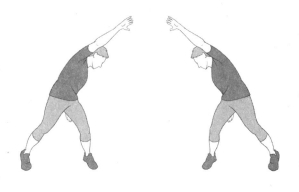

FUERZA DE TREN INFERIOR: zancada con la pierna derecha. Lleva la pierna izquierda desde delante, elevada y sin apoyar, hacia atrás, y, tras estar apoyada y con el peso en la pierna de atrás, flexiona ligeramente la rodilla de la pierna apoyada hacia atrás (derecha). Mantén el tronco vertical y la cadera en retroversión. Realiza el ejercicio con pesos externos cómodos. Si nunca lo has hecho con peso, puedes comenzar solo con el peso de tu cuerpo. 12 repeticiones, dos veces.

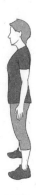
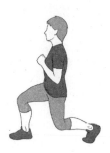

CARDIO: eleva las rodillas sin salto (en caso de problemas de suelo pélvico o enfermedad metastásica en columna, cadera o fémur) o con salto si es posible. 1 minuto

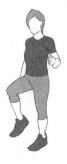

FUERZA DE TREN SUPERIOR: con el peso en las manos coloca los brazos y codos cerca del cuerpo y los antebrazos, ligeramente hacia abajo. Desde ahí lleva las manos hacia atrás, girando los brazos, que se mantienen pegados al cuerpo. A la vez que se realiza esa rotación hacia atrás, lleva las escápulas hacia la columna, evitando elevar los hombros y manteniendo una buena posición en la cadera y en las piernas. Vuelve a deshacer el movimiento controlando la postura. 12 repeticiones, dos veces.

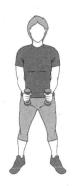 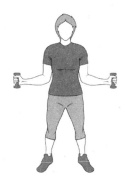

CARDIO: lleva los talones hacia atrás sin salto (en caso de problemas de suelo pélvico o enfermedad metastásica en columna, cadera o fémur) o con salto si es posible. 1 minuto.

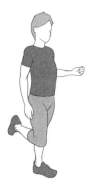

FUERZA DE TREN INFERIOR: zancada con la pierna izquierda. Lleva la pierna izquierda desde delante, elevada y sin apoyar, hacia atrás, y, tras estar apoyada y con el peso en la pierna de atrás, flexiona ligeramente la rodilla de la pierna apoyada hacia atrás (izquierda). Mantén el tronco vertical y la cadera en retroversión. Realiza el ejercicio con pesos externos cómodos. Si nunca lo has hecho con peso, puedes comenzar solo con el peso de tu cuerpo. 12 repeticiones, dos veces.

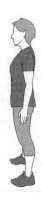
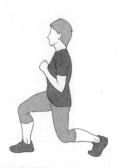

CARDIO: lleva un pie hacia afuera y vuelve al centro. Después realiza el ejercicio con el otro pie, sin salto (en caso de problemas de suelo pélvico o enfermedad metastásica en columna, cadera o fémur) o con salto si es posible. 1 minuto.

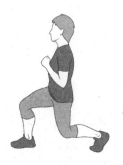

PARTE FINAL CON EJERCICIO DE ALTA INTENSI-
DAD: cambios de ritmo, realizar cuatro cambios incluyendo 1 minuto suave y 30 segundos a intensidad alta.

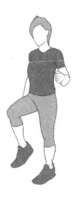

ESTIRAMIENTOS: estirar todo el cuerpo:

Cuello

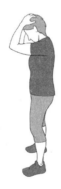

## Hombros y cuello

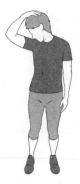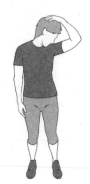

## Pectoral y hombros

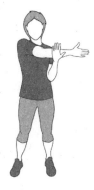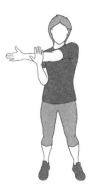

## Axila y pectoral

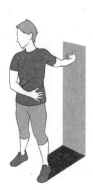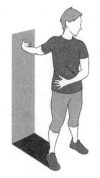

## Cadera y axila

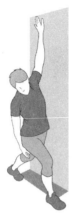 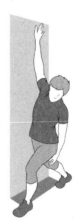

## Glúteo

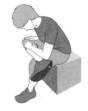 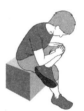

## Psoas y cuádriceps

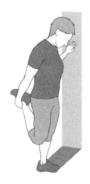 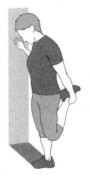

# Psoas y cuádriceps

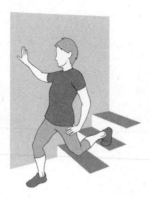

# Aductor

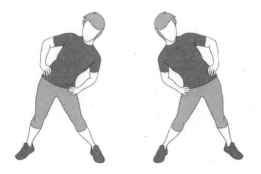

## Isquiotibial

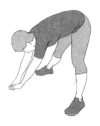

## Gemelo y sóleo

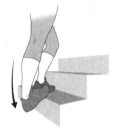

## WEBS DE REFERENCIA CON INFORMACIÓN CONTRASTADA PARA PACIENTES

World Cancer Research Found. Cup Project: <https://www.wcrf.org/diet-activity-and-cancer/>.

American Institute for Cancer Research: <https://www.aicr.org/>.

Instituto Nacional del Cáncer: <https://www.cancer.gov/espanol>.

Sociedad Española de Oncología Médica: <https://seom.org/informacion-sobre-el-cancer/publicaciones-dirigidas-a-pacientes>.

# BIBLIOGRAFÍA ONLINE CONSULTADA

Instituto Nacional del Cáncer. Factores de Riesgo:
«Tabaco». <https://www.cancer.gov/espanol/cancer/causas-prevencion/riesgo/tabaco>.
«Luz solar». <https://www.cancer.gov/espanol/cancer/causas-prevencion/riesgo/luz-solar>.
Centros para el Control y la Prevención de Enfermedades: «El tabaco y el cáncer». <https://www.cdc.gov/spanish/cancer/tobacco/index.htm>.
National Cancer Institute: «Division of Cancer, Epidemiology and Genetics». <https://dceg.cancer.gov/news-events/news/2019/acsm-exercise-guidelines>.

# LIBROS Y ARTÍCULOS CIENTÍFICOS CONSULTADOS

Abd El-Kader, S. M., F. M. Al-Shreef, «Inflammatory cytokines and immune system modulation by aerobic versus resisted exercise training for elderly», *African Health Sciences*, marzo de 2018, n.º 18(1), pp. 120-131. Doi: 10.4314/ahs.v18i1.16. PMID: 29977265; PMCID: PMC6016983.

Adamsen, L., M. Quist, C. Andersen, T. Møller, J. Herrstedt, D. Kronborg, M. T. Baadsgaard, K. Vistisen, J. Midtgaard, B. Christiansen, M. Stage, M. T. Kronborg, M. Rørth, «Effect of a multimodal high intensity exercise intervention in cancer patients undergoing chemotherapy: randomised controlled trial», *BMJ*, octubre de 2009, n.º 13, p. 339:b3410. Doi: 10.1136/bmj.b3410. PMID: 19826172; PMCID: PMC2762035.

Barbosa, K. P., L. G. T. da Silva, P. A. García, C. A. Freitas, E. C. F. da Silva, T. V. Pereira, A. T. Alves, L. B. G. Matheus, «Effectiveness of Pilates and circuit-based exercise in reducing arthralgia in women during hormone therapy for breast cancer: a randomized, controlled trial», *Supportive Care in Cancer*, octubre de 2021, n.º 29(10), pp. 6051-6059. Doi: 10.1007/s00520-021-06180-2. Epub 31 de marzo de 2021. PMID: 33788006.

Betof, A. S., M. W. Dewhirst, L. W. Jones, «Effects and potential mechanisms of exercise training on cancer progression: a translational perspective», *Brain, Behaviour and Immunity*, marzo de 2013, n.° 30 Suppl(0), pp. 75-87. Doi: 10.1016/j.bbi. 2012.05.001. Epub 17 de mayo de 2012. PMID: 22610066; PMCID: PMC3638811.

Blanchard, C. M., K. S. Courneya, W. M. Rodgers, D. M. Murnaghan, «Determinants of exercise intention and behavior in survivors of breast and prostate cancer: an application of the theory of planned behavior», *Cancer Nursing*, abril de 2002, n.° 25(2), pp. 88-95. Doi: 10.1097/00002820-200204000-00002. PMID: 11984095.

Brown, J. C., K. Winters-Stone, A. Lee, K. H. Schmitz, «Cancer, physical activity, and exercise». *Comprehensive Physiology*, octubre de 2012, n.° 2(4), pp. 2775-809. Doi: 10.1002/cphy.c120005. PMID: 23720265; PMCID: PMC4122430.

Bryant, A. L., A. M. Deal, C. L. Battaglini, B. Phillips, M. Pergolotti, E. Coffman, M. C. Foster, W. A. Wood, C. Bailey, A. C. Hackney, D. K. Mayer, H. B. Muss, B. B. Reeve, «The Effects of Exercise on Patient-Reported Outcomes and Performance-Based Physical Function in Adults With Acute Leukemia Undergoing Induction Therapy: Exercise and Quality of Life in Acute Leukemia (EQUAL)», *Integrative Cancer Therapies*, junio de 2018, n.° 17(2), pp. 263-270. Doi: 10.1177/1534735417699881. Epub 24 de marzo de 2017. PMID: 28627275; PMCID: PMC6041904.

Cadet, J., J. R. Wagner, «DNA base damage by reactive oxygen species, oxidizing agents, and UV radiation», *Cold Spring Harbor Perspectives in Biology*, 1 de febrero de 2013, n.° 5(2):

a012559. Doi: 10.1101/cshperspect.a012559. PMID: 23378590; PMCID: PMC3552502.

Campbell, K. L., A. McTiernan, «Exercise and biomarkers for cancer prevention studies», *The Journal of Nutrition*, enero de 2007, n.° 137(1 Suppl), pp. 161S-169S. Doi: 10.1093/jn/137.1.161S. PMID: 17182820.

Campbell, K. L., K. M. Winters-Stone, J. Wiskemann, A. M. May, A. L. Schwartz, K. S. Courneya, D. S. Zucker, C. E. Matthews, J. A. Ligibel, L. H. Gerber, G. S. Morris, A. V. Patel, T. F. Hue, F. M. Perna, K. H. Schmitz, «Exercise Guidelines for Cancer Survivors: Consensus Statement from International Multidisciplinary Roundtable», *Medicine & Science in Sports & Exercise*, noviembre de 2019, n.° 51(11), pp. 2375-2390. Doi: 10.1249/MSS.0000000000002116. PMID: 31626055; PMCID: PMC8576825.

Casla, S., P. Hojman, R. Cubedo, I. Calvo, J. Sampedro, R. Barakat, «Integrative exercise and lifestyle intervention increases leisure-time activity in breast cancer patients», *Integrated Cancer Therapies*, noviembre de 2014, n.° 13(6), pp. 493-501. Doi: 10.1177/1534735414541962. Epub 4 de julio de 2014. PMID: 24997174.

Casla, S. P. Hojman, I. Márquez-Rodas, S. López-Tarruella, Y. Jerez, R. Barakat, M. Martín, «Running away from side effects: physical exercise as a complementary intervention for breast cancer patients», *Clinical Translational Oncology*, marzo de 2015, n.° 17(3), pp. 180-196. Doi: 10.1007/s12094-014-1184-8. Epub 4 de junio de 2014. PMID: 24894838.

Casla, S., S. López-Tarruella, Y. Jerez, I. Marquez-Rodas, D. A. Galvão, R. U. Newton, R. Cubedo, I. Calvo, J. Sampedro, R. Barakat, M. Martín, «Supervised physical exercise improves VO-2max, quality of life, and health in early stage breast cancer patients: a randomized controlled trial», *Breast Cancer Research and Treatment*, septiembre de 2015, n.° 153(2), pp. 371-382. Doi: 10.1007/s10549-015-3541-x. Epub 21 de agosto de 2015. PMID: 26293147.

Casla-Barrio, S. J. Alfaro-Gamero, «Exercise Oncology: from theory to the practice», *European Journal of Human Movement*, 2018, n.° 41, pp. 24-48. <https://www.eurjhm.com/index.php/eurjhm/article/view/476/637>.

Cavalheri, V., C. L. Granger, «Exercise training as part of lung cancer therapy», *Respirology*, noviembre de 2020, n.° 25, supl. 2, pp. 80-87. Doi: 10.1111/resp.13869. Epub 1 de junio de 2020. PMID: 32567236.

Cerulla, Noemí, «Quimioterapia para el cáncer de mama y deterioro cognitivo. Un estudio observacional longitudinal», Universidad Autónoma de Barcelona, 2019. <https://www.tesisenred.net/bitstream/handle/10803/667856/nct1de1.pdf?sequence=1&isAllowed=y>.

Chun, Y., J. Kim, «AMPK-mTOR Signaling and Cellular Adaptations in Hypoxia», *International Journal of Molecular Sciences*, septiembre de 2021, n.° 22(18), p. 9765. Doi: 10.3390/ijms22189765. PMID: 34575924; PMCID: PMC8465282.

Chung, N., M. Y. Park, J. Kim, H. Y. Park, H. Hwang, C. H. Lee, J. S. Han, J. So, J. Park, K. Lim, «Non-exercise activity thermogenesis

(NEAT): a component of total daily energy expenditure», *Journal of Exercise Nutrition and Biochemistry*, 30 de junio de 2018, n.° 22(2), pp. 23-30. Doi: 10.20463/jenb.2018.0013. PMID: 30149423; PMCID: PMC6058072.

Coombs, A., H. Schilperoort, B. Sargent, «The effect of exercise and motor interventions on physical activity and motor outcomes during and after medical intervention for children and adolescents with acute lymphoblastic leukemia: A systematic review», *Critical Reviews in Oncology/Hematology*, agosto de 2020, n.° 152, p. 103004. Doi: 10.1016/j.critrevonc.2020.103004. Epub 27 de mayo de 2020. PMID: 32580035; PMCID: PMC8359930.

Courneya, K. S., K. H. Karvinen, M. L. McNeely, *et al.*, «Predictors of adherence to supervised and unsupervised exercise in the Alberta Physical Activity and Breast Cancer Prevention Trial», *Journal of Physical Activity and Health*, 2012, n.° 9, pp. 857-866.

Cramer, H., R. Lauche, P. Klose, S. Lange, J. Langhorst, G. J. Dobos, «Yoga for improving health-related quality of life, mental health and cancer-related symptoms in women diagnosed with breast cancer», *Cochrane Database System Review*, 3 de enero de 2017, n.° 1(1):CD010802. Doi: 10.1002/14651858. CD010802.pub2. PMID: 28045199; PMCID: PMC6465041.

Crosby, B. J., P. López, D. A. Galvão, R. U. Newton, D. R. Taaffe, T. M. Meniawy, L. Warburton, M. A. Khattak, E. S. Gray, F. Singh, «Associations of Physical Activity and Exercise with Health-related Outcomes in Patients with Melanoma During and After Treatment: A Systematic Review», *Integrated Cancer Therapy*, enero-diciembre de 2021, n.° 20:15347354211040757. Doi:

10.1177/15347354211040757. PMID: 34412527; PMCID: PMC8381455.

Cruickshank, J. M, «The Role of Beta-Blockers in the Treatment of Hypertension», *Advances in Experimental Medicine and Biology*, 2017, n.° 956, pp. 49-166. Doi: 10.1007/5584_2016_36. PMID: 27957711.

Dawson, J. K., T. B. Dorff, E. Todd Schroeder, C. J. Lane, M. E. Gross, C. M. Dieli-Conwright, «Impact of resistance training on body composition and metabolic syndrome variables during androgen deprivation therapy for prostate cancer: a pilot randomized controlled trial», *BMC Cancer*, 3 de abril de 2018, n.° 18(1), p. 368. Doi: 10.1186/s12885-018-4306-9. PMID: 29614993; PMCID: PMC5883585.

Dieli-Conwright, C. M., K. S. Courneya, W. Demark-Wahnefried, N. Sami, K. Lee, T. A. Buchanan, D. V. Spicer, D. Tripathy, L. Bernstein, J. E. Mortimer, «Effects of Aerobic and Resistance Exercise on Metabolic Syndrome, Sarcopenic Obesity, and Circulating Biomarkers in Overweight or Obese Survivors of Breast Cancer: A Randomized Controlled Trial», *Journal of Clinical Oncology*, 20 de marzo de 2018, n.° 36(9), pp. 875-883. Doi: 10.1200/JCO.2017.75.7526. Epub 22 de enero de 2018. Erratum in: *Journal of Clinical Oncology*, 20 de abril de 2020, n.° 38(12), p.1370. Erratum in: *Journal of Clinical Oncology*, 20 de junio de 2020, n.° 38(18), p. 2115. PMID: 29356607; PMCID: PMC5858524.

Dimeo, F., S. Fetscher, W. Lange, R. Mertelsmann, J. Keul, «Effects of aerobic exercise on the physical performance and incidence of treatment-related complications after high-dose chemotherapy», *Blood,* 1997, n.° 90, pp. 3390-3394.

Dimeo, F., R. D. Stieglitz, U. Novelli-Fischer, S. Fetscher, R. Mertels-mann, J. Keul, «Correlation between physical performance and fatigue in cancer patients», *Annals of Oncology,* 1997, n.° 8, pp. 1251-1255.

Dimeo, F. C., R. D. Stieglitz, U. Novelli-Fischer, S. Fetscher, J. Keul, «Effects of physical activity on the fatigue and psychologic status of cancer patients during chemotherapy», *Cancer,* 1999, n.° 85, pp. 2273-2277.

Dimeo, F. C., M. H. Tilmann, H. Bertz, L. Kanz, R. Mertelsmann, J. Keul, «Aerobic exercise in the rehabilitation of cancer patients after high dose chemotherapy and autologous peripheral stem cell transplantation», *Cancer,* 1997, n.° 79, pp. 1717-1722.

Doyle, T. M., D. Salvemini, «Mini-Review: Mitochondrial dysfunction and chemotherapy-induced neuropathic pain», *Neuroscience Letters,* 24 de agosto de 2021, n.° 760:136087. Doi: 10.1016/j.neulet.2021.136087. Epub 26 de junio de 2021. PMID: 34182057; PMCID: PMC9260825.

Espíndula, R. C., G. B. Nadas, M. I. D. Rosa, C. Foster, F. C. Araújo, A. J. Grande, «Pilates for breast cancer: A systematic review and meta-analysis», *Revista da Associacao Medica Brasileira,* noviembre de 2017 (1992), n.° 63(11), pp. 1006-1012. Doi: 10.1590/1806-9282.63.11.1006. PMID: 29451666.

Ferreira de Rezende, L., B. L. Thesolim, S. Dias de Souza, A. Bellotto Leme Nagib, V. Fonseca Vilas Boas, «The Effects of a Pilates Exercise Program on Pain, Functional Capacity, and Quality of Life in

Breast Cancer Survivors One Year Postsurgery», *Oncology Nursing Forum*, 1 de marzo de 2022, n.° 1;49(2), pp.125-131. Doi: 10.1188/22.ONF.125-131. PMID: 35191900¿.

Ayesta, F. J., J. J. Lorza, «Tabaquismo pasivo: importancia», *Trastornos Adictivos*, 2007, n.° 9(1), pp. 53-58, ISSN 1575-0973, Doi: 10.1016/S1575-0973(07)75631-3.

Fischetti, F., G. Greco, S. Cataldi, C. Minoia, G. Loseto, A. Guarini, «Effects of Physical Exercise Intervention on Psychological and Physical Fitness in Lymphoma Patients», *Medicina (Kaunas)*, julio de 2019, n.° 16;55(7), p. 379. Doi: 10.3390/medicina55070379. PMID: 31315290; PMCID: PMC6681308.

Friedenreich, C. M., C. Ryder-Burbidge, J. McNeil, «Physical activity, obesity and sedentary behavior in cancer etiology: epidemiologic evidence and biologic mechanisms», *Molecular Oncology*, marzo de 2021, n.° 15(3), pp.790-800. Doi: 10.1002/1878-0261.12772. Epub 18 de agosto de 2020. PMID: 32741068; PMCID: PMC7931121.

Galvão, D. A., R. U. Newton, «Review of exercise intervention studies in cancer patients», *Journal of Clinical Oncology*, 1 de febrero de 2005, n.° 23(4), pp. 899-909. Doi: 10.1200/JCO.2005.06.085. PMID: 15681536.

Galvão, D. A., D. R. Taaffe, P. Cormie, N. Spry, S. K. Chambers, C. Peddle-McIntyre, M. Baker, J. Denham, D. Joseph, G. Groom, R. U. Newton, «Efficacy and safety of a modular multi-modal exercise program in prostate cancer patients with bone metastases: a randomized controlled trial», *BMC Cancer*, 13 de diciembre de 2011, n.° 11, p. 517. Doi:

10.1186/1471-2407-11-517. PMID: 22166044; PMCID: PMC3267706.

Galvão, D. A., D. R. Taaffe, N. Spry, P. Cormie, D. Joseph, S. K. Chambers, R. Chee, C. J. Peddle-McIntyre, N. H. Hart, F. T. Baumann, J. Denham, M. Baker, R. U. Newton, «Exercise Preserves Physical Function in Prostate Cancer Patients with Bone Metastases», *Medicine & Science in Sports and Exercise*, marzo de 2018, n.° 50(3), pp. 393-399. Doi: 10.1249/ MSS.0000000000001454. PMID: 29036016; PMCID: PMC5828380.

García, M. B., K. K. Ness, K. L. Schadler, «Exercise and Physical Activity in Patients with Osteosarcoma and Survivors», en Kleinerman, E. S., R. Gorlick (eds.) *Current Advances in Osteosarcoma. Advances in Experimental Medicine and Biology*, vol. 1257. Springer, Cham. https://doi.org/10.1007/978-3-030-43032-0_16. <https://link.springer.com/chapter/10.1007/ 978-3-030-43032-0_16>.

Garza-Lombó, C., A. Schroder, E. M. Reyes-Reyes, R. Franco «mTOR/ AMPK signaling in the brain: Cell metabolism, proteostasis and survival», *Current Opinion in Toxicology*, abril de 2018, n.° 8, pp. 102-110. Doi: 10.1016/j.cotox.2018.05.002. Epub 17 de mayo de 2018. PMID: 30417160; PMCID: PMC6223325.

Gegechkori, N., L. Haines, J. J. Lin, «Long-Term and Latent Side Effects of Specific Cancer Types», *Medical Clinics of North America*, noviembre de 2017, n.° 101(6), pp.1053-1073. Doi: 10.1016/j.mcna.2017.06.003. Epub 2 de gosto de 2017. PMID: 28992854; PMCID: PMC5777532.

Gil-Herrero, L., M. Pollán, M. Martín, S. López-Tarruella, M. Castellanos, S. Casla-Barrio, «The importance of physical exercise in cardiovascular fitness in breast cancer survivors. A cross-sectional study: women in Motion 2.0», *Supportive Care in Cancer*, agosto de 2022, n.° 30(8), pp. 6745-6754. Doi: 10.1007/s00520-022-06993-9. Epub 6 de mayo de 2022. PMID: 35524144.

Gustafson, M. P., C. M. Wheatley-Guy, A. C. Rosenthal, D. A. Gastineau, E. Katsanis, B. D. Johnson, R. J. Simpson, «Exercise and the immune system: taking steps to improve responses to cancer immunotherapy», *Journal for Immunotherapy of Cancer*, julio de 2021, n.° 9(7):e001872. Doi: 10.1136/jitc-2020-001872. PMID: 34215686; PMCID: PMC8256759.

Hilfiker, R., A. Meichtry, M. Eicher, L. Nilsson Balfe, R. H. Knols, M. L. Verra, J. Taeymans, «Exercise and other non-pharmaceutical interventions for cancer-related fatigue in patients during or after cancer treatment: a systematic review incorporating an indirect-comparisons meta-analysis», *British Journal of Sports Medicine*, mayo de 2018, n.° 52(10), pp. 651-658. Doi: 10.1136/bjsports-2016-096422. Epub 13 de mayo de 2017. PMID: 28501804; PMCID: PMC5931245.

Hojman, P., J. Gehl, J. F. Christensen, B. K. Pedersen, «Molecular Mechanisms Linking Exercise to Cancer Prevention and Treatment», *Cell Metabolism*, 9 de enero de 2018, n.° 27(1), pp.10-21. Doi: 10.1016/j.cmet.2017.09.015. Epub 19 de octubre de 2017. PMID: 29056514.

Hong, Y., C. Wu, B. Wu, «Effects of Resistance Exercise on Symptoms, Physical Function, and Quality of Life in Gastrointestinal

Cancer Patients Undergoing Chemotherapy», *Integrated Cancer Therapy*, enero-diciembre de 2020, n.° 19:1534735420954912. Doi: 10.1177/1534735420954912. PMID: 32909468; PMCID: PMC7493268.

Howell, A., A. S. Anderson, R. B. Clarke, S. W. Duffy, D. G. Evans, M. García-Closas, A J. Gescher, T. J. Key, J. M. Saxton, M. N. Harvie, «Risk determination and prevention of breast cancer», *Breast Cancer Research*, 28 de septiembre de 2014, n.° 16(5), p. 446. Doi: 10.1186/s13058-014-0446-2. PMID: 25467785; PMCID: PMC4303126.

Hvid, T., K. Winding, A. Rinnov, T. Dejgaard, C. Thomsen, P. Iversen, K. Brasso, K. J. Mikines, G. van Hall, B. Lindegaard, T. P. Solomon, B. K. Pedersen, «Endurance training improves insulin sensitivity and body composition in prostate cancer patients treated with androgen deprivation therapy», *Endocrine-Related Cancer*, 19 de agosto de 2013, n.° 20(5), pp. 621-632. Doi: 10.1530/ERC-12-0393. PMID: 23744766.

Iyengar, N. M., A. Gucalp, A. J. Dannenberg, C. A. Hudis, «Obesity and Cancer Mechanisms: Tumor Microenvironment and Inflammation», *Journal of Clinical Oncology*, 10 de diciembre de 2016, n.° 34(35), pp. 4270-4276. Doi: 10.1200/JCO.2016.67.4283. Epub 7 de noviembre de 2016. PMID: 27903155; PMCID: PMC5562428.

Jeevanantham, D., V. Rajendran, Z. McGillis, L. Tremblay, C. Larivière, A. Knight, «Mobilization and Exercise Intervention for Patients With Multiple Myeloma: Clinical Practice Guidelines Endorsed by the Canadian Physiotherapy Association», *Physical*

*Therapy*, 4 de enero de 2021, n.° 101(1):pzaa180. Doi: 10.1093/ptj/pzaa180. PMID: 32975563; PMCID: PMC 7781094.

Jones, L. W., J. Peppercom, J. M. Scott, C. Battaglini, «Exercise therapy in the management of solid tumors», *Current Treatment Options in Oncology*, 2010, n.° 11, pp. 45-58.

Jones, L. W., C. M. Alfano, «Exercise-oncology research: past, present, and future», *Acta oncológica*, febrero de 2013, n.° 52(2), pp. 195-215. Doi: 10.3109/0284186X.2012.742564. Epub 17 de diciembre de 2012. PMID: 23244677.

Kehler, D. S., O. Theou, K. Rockwood, «Bed rest and accelerated aging in relation to the musculoskeletal and cardiovascular systems and frailty biomarkers: A review», *Experimental Gerontology*, n.° 124, pp. 110643, 2019.

Key, T. J., V. Beral, «Sex hormones and cancer», *IARC Scientific Publications*, 1992, n.° (116), pp. 255-269. PMID: 1428085.

Kleckner, I. R., C. Kamen, J. S. Gewandter, N. A. Mohile, C. E. Heckler, E. Culakova, C. Fung, M. C. Janelsins, M. Asare, P. J. Lin, P. S. Reddy, J. Giguere, J. Berenberg, S. R. Kesler, K. M. Mustian, «Effects of exercise during chemotherapy on chemotherapy-induced peripheral neuropathy: a multicenter, randomized controlled trial», *Supportive Care in Cancer*, abril de 2018, n.° 26(4), pp. 1019-1028. Doi: 10.1007/s00520-017-4013-0. Epub 14 de diciembre de 2017. PMID: 29243164; PMCID: PMC5823751.

Knips, L., N. Bergenthal, F. Streckmann, I. Monsef, T. Elter, N. Skoetz, «Aerobic physical exercise for adult patients with haematological malignancies», *Cochrane Database of Systematic Reviews*, 31 de enero de 2019, n.° 1(1):CD009075. Doi: 10.1002/14651858.CD009075.pub3. PMID: 30702150; PMCID: PMC6354325.

Kolak, A., M. Kamińska, E. Wysokińska, D. Surdyka, D. Kieszko, M. Pakieła, F. Burdan, «The problem of fatigue in patients suffering from neoplastic disease», *Contemporary Oncology* (Pozn), 2017, n.° 21(2), pp. 131-135. Doi: 10.5114/wo.2017.68621. Epub 30 de junio de 2017. PMID: 28947882; PMCID: PMC5611502.

Koundourakis, N. E., A. N. Margioris, «The complex and bidirectional interaction between sex hormones and exercise performance in team sports with emphasis on soccer», *Hormones* (Athens), junio de 2019, n.° 18(2), pp. 151-172. Doi: 10.1007/s42000-019-00115-7. Epub 29 de junio de 2019. PMID: 31256350.

Kuwada, K., S. Kuroda, S. Kikuchi, R. Yoshida, M. Nishizaki, S. Kagawa, T. Fujiwara, «Clinical Impact of Sarcopenia on Gastric Cancer», *Anticancer Research*, mayo de 2019, n.° 39(5), pp. 2241-2249. Doi: 10.21873/anticanres.13340. PMID: 31092415.

Lin, K. Y., L. Edbrooke, C. L. Granger, L. Denehy, H. C. Frawley, «The impact of gynaecological cancer treatment on physical activity levels: a systematic review of observational studies», *Brazilian Journal of Physical Therapy*, marzo-abril de 2019, n.° 23(2), pp. 79-92. Doi: 10.1016/j.bjpt.2018.11.007. Epub 17 de noviembre de 2018. PMID: 30473435; PMCID: PMC6429005.

Lin, K. Y., S. C. Shun, Y. H. Lai, J. T. Liang, J. Y. Tsauo, «Comparison of the effects of a supervised exercise program and usual care in patients with colorectal cancer undergoing chemotherapy», *Cancer Nursing*, marzo-abril de 2014, n.° 37(2), pp. E21-E29. Doi: 10.1097/NCC.0b013e3182791097. PMID: 23357886.

Lin, K. Y., J. Y. Tsauo, «Effects of supervised exercise intervention in patients with colorectal cancer undergoing chemotherapy», *Physiotherapy (United Kingdom)*, *Cochrane Central Register of Controlled Trials*, 2011, n.° 97, eS693 | añadido en CENTRAL: 31 de octubre de 2015; 10. https://doi.org/10.1016/j.physio.2011.04.002.

Lipsett, A., S. Barrett, F. Haruna, K. Mustian, A. O'Donovan, «The impact of exercise during adjuvant radiotherapy for breast cancer on fatigue and quality of life: A systematic review and meta-analysis», *Breas*, abril de 2017, n.° 32, pp. 44-155. Doi: 10.1016/j.breast.2017.02.002. Epub 9 de febrero de 2017. PMID: 28189100.

López-Santiago, S., J. A. Cruzado, J. Feliú, «Chemobrain: revisión de estudios que evalúan el deterioro cognitivo de supervivientes de cáncer tratados con quimioterapia», 2011; n.° 8(2-3) 265:280. ISSN: 1696-7240. Doi: 10.5209/rev_PSIC.2011.v8.n2-3.37881

Luan, X., X. Tian, H. Zhang, R. Huang, N. Li, P. Chen, R. Wang, «Exercise as a prescription for patients with various diseases», *Journal of Sport and Health Science*, septiembre de 2019, n.° 8(5), pp. 422-441. Doi: 10.1016/j.jshs.2019.04.002. Epub 18 de abril de 2019. PMID: 31534817; PMCID: PMC6742679.

Lee, B. M., Y. Cho, J. W. Kim, S. G. Ahn, J. H. Kim, H. C. Jeung, J. Jeong, I. J. Lee, «Association between Skeletal Muscle Loss and the Response to Neoadjuvant Chemotherapy for Breast Cancer», *Cancers* (Basel), 9 de abril de 2021, n.° 13(8), p. 1806. Doi: 10.3390/cancers13081806. PMID: 33918977; PMCID: PMC8070318.

Macpherson, C. F., M. C. Hooke, D. L. Friedman, K. Campbell, J. Withycombe, C. L. Schwartz, K. Kelly, J. Meza, «Exercise and Fatigue in Adolescent and Young Adult Survivors of Hodgkin Lymphoma: A Report from the Children's Oncology Group», *Journal of Adolescent and Young Adult Oncology*, septiembre de 2015, n.° 4(3), pp. 137-140. Doi: 10.1089/jayao.2015.0013. PMID: 26421221; PMCID: PMC4575513. <https://pubmed.ncbi.nlm.nih.gov/26421221/>.

MacVicar, M. G., M. L. Winningham, J. L. Nickel, «Effects of aerobic interval training on cancer patients 'functional capacity», *Nursing Research*, 1989, n.° 38, pp. 348-351.

Mallard, J., E. Hucteau, A. L. Charles, L. Bender, C. Baeza, M. Pélissie, P. Trensz, C. Pflumio, M. Kalish-Weindling, B. Gény, R. Schott, F. Favret, X. Pivot, T. J. Hureau, A. F. Pagano, «Chemotherapy impairs skeletal muscle mitochondrial homeostasis in early breast cancer patients», *Journal of Cachexia, Sarcopenia and Muscle*, junio de 2022, n.° 13(3), pp. 1896-1907. Doi: 10.1002/jcsm.12991. Epub 4 de abril de 2022. PMID: 35373507; PMCID: PMC9178151.

Mawhinney, C., H. Jones, C. H. Joo, D. A. Low, D. J. Green, W. Gregson W, «Influence of cold-water immersion on limb and cutaneous blood flow after exercise», *Medicine & Science in Sports and Exercise*, diciembre de 2013, n.º 45(12), pp. 2277-2285. Doi: 10.1249/MSS.0b013e31829d8e2e. Erratum in: *Medicine & Science in Sports and Exercise*, febrero de 2014 Feb, n.º 46(2), p. 426. PMID: 24240118.

McTiernan, A., C. M. Friedenreich, P. T. Katzmarzyk, K. E. Powell, R. Macko, D. Buchner, L. S. Pescatello, B. Bloodgood, B. Tennant, A. Vaux-Bjerke, S. M. George, R. P. Troiano, K. L. Piercy, 2018 PHYSICAL ACTIVITY GUIDELINES ADVISORY COMMITTEE*. «Physical Activity in Cancer Prevention and Survival: A Systematic Review», *Medicine & Science in Sports and Exercise*, junio de 2019, n.º 51(6), pp. 1252-1261. Doi: 10.1249/MSS.0000000000001937. PMID: 31095082; PMCID: PMC6527123.

McTiernan, A., «Physical activity after cancer: physiologic outcomes», Cancer Investigation, 2004, n.º 22(1), pp. 68-81. Doi: 10.1081/cnv-120027581. PMID: 15069764.

Minnella, E. M., R. Awasthi, S. E. Loiselle, R. V. Agnihotram, L. E. Ferri, F. Carli, «Effect of Exercise and Nutrition Prehabilitation on Functional Capacity in Esophagogastric Cancer Surgery: A Randomized Clinical Trial», *JAMA Surgery*, 1 de diciembre de 2018, n.º 153(12), pp. 1081-1089. Doi: 10.1001/jamasurg.2018.1645. PMID: 30193337; PMCID: PMC6583009.

Mishra, S. I., R. W. Scherer, P. M. Geigle, D. R. Berlanstein, O. Topaloglu, C. C. Gotay, C. Snyder, «Exercise interventions on health-related quality of life for cancer survivors», *Cochrane Database of Systematic Reviews*, agosto de 2012, n.º 15:

CD007566. Doi: 10.1002/14651858.CD007566.pub2. PMID: 22895961; PMCID: PMC7387117.

Mishra, S. I., R. W. Scherer, C. Snyder, P. M. Geigle, D. R. Berlanstein, O. Topaloglu, «Exercise interventions on health-related quality of life for people with cancer during active treatment», *Cochrane Database of Systematic Reviews*, 15 de agosto de 2012: CD008465. Doi: 10.1002/14651858.CD008465.pub2. PMID: 22895974; PMCID: PMC7389071.

Myers, J., P. Kokkinos, E. Nyelin, «Physical Activity, Cardiorespiratory Fitness, and the Metabolic Syndrome», *Nutrients*, 19 de julio de 2019, n.° 11(7), p. 1652. Doi: 10.3390/nu11071652. PMID: 31331009; PMCID: PMC6683051.

Ng, A. H., A. Ngo-Huang, M. Vidal, A. Reyes-García, D. D. Liu, J. L. Williams, J. B. Fu, R. Yadav, E. Bruera, «Exercise Barriers and Adherence to Recommendations in Patients With Cancer», *JCO Oncology Practice*, julio de 2021, n.° 17(7):e972-e981. Doi: 10.1200/OP.20.00625. Epub 19 de marzo de 2021. PMID: 33739853.

Ormel, H. L., G. G. F. van der Schoot, W. J. Sluiter, *et al.*, «Predictors of adherence to exercise interventions during and after cancer treatment: A systematic review», *Psychooncology*, n.° 27, pp. 713-724, 2018.

Ota, T., T. Ishikawa, Y. Endo, S. Matsumura, J. Yoshida, T. Yasuda, T. Okayama, K. Inoue, O. Dohi, N. Yoshida, N. Sakamoto, K. Kamada, K. Uchiyama, T. Takagi, H. Konishi, H. Konishi, A. Shiozaki, H. Fujiwara, M. Kishimoto, Y. Naito, Y. Itoh, «Skeletal muscle mass as a predictor of the response to neo-adjuvant chemotherapy in locally advanced esophageal cancer», *Medical Oncology*, 2 de enero de 2019, n.º 36(2), p.15. Doi: 10.1007/s12032-018-1242-0. PMID: 30600347.

Parke, S. C., A. Ng, P. Martone, L. H. Gerber, D. S. Zucker, J. Engle, E. Gupta, K. Power, J. Sokolof, S. Shapar, L. Bagay, B. E. Becker, D. M. Langelier, «Translating 2019 ACSM Cancer Exercise Recommendations for a Physiatric Practice: Derived Recommendations from an International Expert Panel», *PM & R*, agosto de 2022, n.º 14(8), pp. 996-1009. Doi: 10.1002/pmrj.12664. Epub 1 de septiembre de 2021. PMID: 34213826.

Parker, N. H., K. Basen-Engquist, M. L. Rubin, Y. Li, L. Prakash, A. Ngo-Huang, J. Gorzelitz, N. Ikoma, J. E. Lee, M. H. G. Katz, «Factors Influencing Exercise Following Pancreatic Tumor Resection», *Annals of Surgical Oncology*, abril de 2021, n.º 28(4), pp. 2299-2309. Doi: 10.1245/s10434-020-09062-9. Epub 4 de septiembre de 2020. PMID: 32886288.

Patel, A.V., C. M. Friedenreich, S. C. Moore, S. C. Hayes, J. K. Silver, K. L. Campbell, K. Winters-Stone, L. H. Gerber, S. M. George, J. E. Fulton, C. Denlinger, G. S. Morris, T. Hue, K. H. Schmitz, C. E. Matthews, «American College of Sports Medicine Roundtable Report on Physical Activity, Sedentary Behavior, and Cancer Prevention and Control», *Medicine and Science in Sports and Exercicse*, noviembre de 2019, n.º 51(11), pp. 2391-2402. Doi: 10.1249/MSS.0000000000002117. PMID: 31626056; PMCID: PMC6814265.

Petersen, A. M., B. K. Pedersen, «The anti-inflammatory effect of exercise», *Journal of Applied Physiology*, abril de 2005 (1985), n.° 98(4), pp. 1154-1162. Doi: 10.1152/japplphysiol.00164. 2004. PMID: 15772055.

Pollak, M., «Insulin and insulin-like growth factor signalling in neoplasia», *Nature Reviews Cancer*, 2008, n.° 8, pp. 915-928. https://doi.org/10.1038/nrc2536

Pollán, M., S. Casla-Barrio, J. Alfaro, C. Esteban, M. A. Segui-Palmer, A. Lucía, M. Martín, «Exercise and cancer: a position statement from the Spanish Society of Medical Oncology», *Clinical and Translational Oncology*, octubre de 2020, n.° 22(10), pp. 1710-1729. Doi: 10.1007/s12094-020-02312-y. Epub 13 de febrero de 2020. PMID: 32052383; PMCID: PMC 7423809.

Ruivo, J. A., P. Alcântara, «Hipertensão arterial e exercício físico [Hypertension and exercise]», *Revista Portuguesa de Cardiología*, febrero de 2012, n.° 31(2), pp. 151-158. Portuguese. Doi: 10.1016/j.repc.2011.12.012. Epub 10 de enero de 2012. PMID: 22237005.

Ruiz-Casado, A., A. Martín-Ruiz, L. M. Pérez, M. Provencio, C. Fiuza-Luces, A. Lucía, «Exercise and the Hallmarks of Cancer», *Trends in Cancer*, junio de 2017, n.° 3(6), pp. 423-441. Doi: 10.1016/j.trecan.2017.04.007. Epub 3 de junio de 2017. PMID: 28718417.

Sampath Kumar, A., A. G. Maiya, B. A. Shastry, K. Vaishali, N. Ravishankar, A. Hazari, S. Gundmi, R. Jadhav, «Exercise and insulin resistance in type 2 diabetes mellitus: A systematic review and meta-analysis», *Annals of Physical and Rehabilitation Medicine*, marzo de 2019, n.° 62(2), pp. 98-103. Doi: 10.1016/j.rehab.

2018.11.001. Epub 13 de diciembre de 2018. PMID: 30553 010.

Samuel, S. R., A. G. Maiya, D. J. Fernandes, V. Guddattu, P. U. P. Saxena, J. R. Kurian, P. J. Lin, K. M. Mustian, «Effectiveness of exercise-based rehabilitation on functional capacity and quality of life in head and neck cancer patients receiving chemo-radiotherapy», *Supportive Care in Cancer*, octubre de 2019, n.º 27(10), pp. 3913-3920. Doi: 10.1007/s00520-019-04750-z. Epub 27 de marzo de 2019. PMID: 30919154; PMCID: PMC6728220.

Sánchez-Lastra, M. A., J. Torres, I. Martínez-Lemos, C. Ayán, «Nordic walking for women with breast cancer: A systematic review», *European Journal of Cancer Care* (inglés), noviembre de 2019, n.º 28(6):e13130. doi: 10.1111/ecc.13130. Epub 6 de agosto de 2019. PMID: 31389108.

Scheffer, D. D. L., A. Latini, «Exercise-induced immune system response: Anti-inflammatory status on peripheral and central organs», *Biochimica et Biophysica Acta: Molecular Basis of Disease*, 1 de octubre de 2020, n.º 1866(10):165823. Doi: 10.1016/j.bbadis.2020.165823. Epub 29 de abril de 2020. PMID: 32360589; PMCID: PMC7188661.

Schmidt, T., W. Jonat, D. Wesch, H. H. Oberg, S. Adam-Klages, L. Keller, C. Röcken, C. Mundhenke, «Influence of physical activity on the immune system in breast cancer patients during chemotherapy», *Journal of Cancer Research and Clinical Oncology*, marzo de 2018, n.º 144(3), pp. 579-586. Doi: 10.1007/s00432-017-2573-5. Epub 5 de enero de 2018. PMID: 29305709.

Schmidt, T., M. van Mackelenbergh, D. Wesch, C. Mundhenke, «Physical activity influences the immune system of breast cancer patients», *Journal of Cancer Research and Therapetuics* [serial online], 2017 [citado 2022 Jul 18];13:392-8. Disponible en: <https://www.cancerjournal.net/text asp?2017/13/3/392/150356>.

Schmitz, K. H., A. M. Campbell, M. M. Stuiver, B. M. Pinto, A. L. Schwartz, G. S. Morris, J. A. Ligibel, A. Cheville, D. A. Galvão, C. M. Alfano, A. V. Patel, T. Hue, L. H. Gerber, R. Sallis, N. J. Gusani, N. L. Stout, L. Chan, F. Flowers, C. Doyle, S. Helmrich, W. Bain, J. Sokolof, K. M. Winters-Stone, K. L. Campbell, C. E. Matthews, «Exercise is medicine in oncology: Engaging clinicians to help patients move through cancer», *CA: A Cancer Journal for Clinicians*, noviembre de 2019, n.° 69(6), pp. 468-484. Doi: 10.3322/caac.21579. Epub 16 de octubre de 2019. PMID: 31617590; PMCID: PMC7896280.

Schmitz, K. H., K. S. Courneya, C. Matthews, W. Demark-Wahnefried, D. A. Galvão, B. M. Pinto, M. L. Irwin, K. Y. Wolin, R. J. Segal, A. Lucía, C. M. Schneider, V. E. von Gruenigen, A. L. Schwartz, «American College of Sports Medicine. American College of Sports Medicine roundtable on exercise guidelines for cancer survivors», *Medicine & Sciencie in Sports and Exercise*, julio de 2010, n.° 42(7), pp. 1409-26. Doi: 10.1249/MSS.0b013e3181e0c112. Erratum in: *Med Sci Sports Exerc.* 2011 Jan;43(1):195. PMID: 20559064.

Schwartz, A. L., H. D. de Heer, J. W. Bea, «Initiating Exercise Interventions to Promote Wellness in Cancer Patients and Survivors»,

*Oncology* (Williston Park), 15 de octubre de 2017, n.° 31(10), pp. 711-717. PMID: 29083464; PMCID: PMC6361522.

Scott, J. M., T. S. Nilsen, D. Gupta, L. W. Jones, «Exercise Therapy and Cardiovascular Toxicity in Cancer», *Circulation*, 13 de marzo de 2018, n.° 137(11), pp. 1176-1191. Doi: 10.1161/CIRCULATIONAHA.117.024671. PMID: 29530893; PMCID: PMC6028047.

Segal, R., W. Evans, D. Johnson, J. Smith, S. Colletta, J. Gayton, *et al.*, «Structured exercise improves physical functioning in women with stages I and II breast cancer: Results of a randomized controlled trial», *Journal of Clinical Oncology*, 2001, n.° 19, pp. 657-665.

Strasser, B., M. Burtscher, «Survival of the fittest: VO2max, a key predictor of longevity?», *Frontiers in Bioscience (Landmark Ed)*, 1 de marzo de 2018, n.° 23(8), pp. 1505-1516. Doi: 10.2741/4657. PMID: 29293447.

Tahbaz, R., M. Schmid, A. S. Merseburger, «Prevention of kidney cancer incidence and recurrence: lifestyle, medication and nutrition», *Current Opinions in Urology*, enero de 2018, n.° 28(1), pp. 62-79. Doi: 10.1097/MOU.0000000000000454. PMID: 29059103. https://pubmed.ncbi.nlm.nih.gov/29059103/

Turner, R. R., L. Steed, H. Quirk, *et al.*, «Interventions for promoting habitual exercise in people living with and beyond cancer», *Cochrane Database of Systematic Reviews*, n.° 9:CD010192, 2018.

Varlamov, O., «Western-style diet, sex steroids and metabolism», *Biochimica et Biophysica Acta: Molecular Basis of Disease*, mayo de 2017, n.° 1863(5), pp. 1147-1155. Doi: 10.1016/j. bbadis.2016.05.025. Epub 3 de junio de 2016. PMID: 27264336.

Vermaete, N., P. Wolter, G. Verhoef, R. Gosselink, «Physical activity, physical fitness and the effect of exercise training interventions in lymphoma patients: a systematic review», *Annals of Hematology*, agosto de 2013, n.° 92(8), pp. 1007-1021. Doi: 10.1007/s00277-013-1689-1. Epub 14 de febrero de 2013. PMID: 23408096.https://pubmed.ncbi.nlm.nih.gov/23408096/·

Wang, Y., S. Ikeda, K. Ikoma, «Passive repetitive stretching is associated with greater muscle mass and cross-sectional area in the sarcopenic muscle», *Scientific Reports*, 27 de julio de 2021, n.° 11(1), p. 15302. doi: 10.1038/s41598-021-94709-0. PMID: 34315961; PMCID: PMC8316451.

Warner, A. B., J. L. McQuade, «Modifiable Host Factors in Melanoma: Emerging Evidence for Obesity, Diet, Exercise, and the Microbiome», *Current Oncology Reports*, 1 de julio de 2019, n.° 21(8), p. 72. Doi: 10.1007/s11912-019-0814-2. PMID: 31263961; PMCID: PMC7472428.

Wiggins, J. M., A. B. Opoku-Acheampong, D. R. Baumfalk, D. W. Siemann, B. J. Behnke, «Exercise and the Tumor Microenvironment: Potential Therapeutic Implications», *Exercice and Sport Sciences Reviews*, enero de 2018, n.° 46(1), pp. 56-64. Doi: 10.1249/JES.0000000000000137. PMID: 29166299.

Williamson, T., C. Moran, D. Chirico, R. Arena, C. Ozemek, S. Aggarwal, T. Campbell, D. Laddu, «Cancer and cardiovascular disease: The impact of cardiac rehabilitation and cardiorespiratory fitness on survival», *International Journal of Cardiology*, 15 de noviembre de 2021, n.° 343, pp. 139-145. Doi: 10.1016/j.ijcard.2021.09.004. Epub 8 de septiembre de 2021. PMID: 34506825; PMCID: PMC9178663.

Wilson, D. J., «Exercise for the Patient after Breast Cancer Surgery», *Seminars in Oncology Nursing*, febrero de 2017, n.° 33(1), pp. 98-105. Doi: 10.1016/j.soncn.2016.11.010. Epub 4 de enero de 2017. PMID: 28063632.

Winningham, M. L., M. G. MacVicar, M. Bondoc, J. I. Anderson, J. P. Minton, «Effect of aerobic exercise on body weight and composition in patients with breast cancer on adjuvant chemotherapy», *Oncology Nursing Forum*, 1989, n.° 16, pp. 683-689.

Winningham, M. L., M. G. MacVicar, «The effect of aerobic exercise on patient reports of nausea», *Oncology Nursing Forum*, 1988, n.° 15, pp. 447-450.

Wolin, K. Y., A. L. Schwartz, C. E. Matthews, K. S. Courneya, K. H. Schmitz, «Implementing the exercise guidelines for cancer survivors», *Journal of Supportive Oncology*, septiembre-octubre de 2012, n.° 10(5), pp. 171-7. Doi: 10.1016/j.suponc.2012.02.001. Epub 10 de mayo de 2012. PMID: 22579268; PMCID: PMC3543866.

Yu, L., Y. Guo, T. Che, «The Effect of Pilates Exercise Nursing Combined with Communication Standard-Reaching Theory Nursing and Pelvic Floor Muscle Training on Bladder Function and Family Function of Patients after Cervical Cancer Surgery», *Computational and Mathematical Methods in Medicine*, 22 de abril de

2022, n.° 2022, p. 6444462. Doi: 10.1155/2022/6444462. PMID: 35495883; PMCID: PMC9054442.

Zeng, Z., J. Liang, L. Wu, H. Zhang, J. Lv, N. Chen, «Exercise-Induced Autophagy Suppresses Sarcopenia Through Akt/mTOR and Akt/FoxO3a Signal Pathways and AMPK-Mediated Mitochondrial Quality Control», *Frontiers in Physiology*, 2 de noviembre de 2020, n.° 11, p. 583478. Doi: 10.3389/fphys.2020.583478. PMID: 33224037; PMCID: PMC7667253.

Zimmer, P., S. Trebing, U. Timmers-Trebing, A. Schenk, R. Paust, W. Bloch, R. Rudolph, F. Streckmann, F. T. Baumann, «Eight-week, multimodal exercise counteracts a progress of chemotherapy-induced peripheral neuropathy and improves balance and strength in metastasized colorectal cancer patients: a randomized controlled trial», *Supportive Care in Cancer*, febrero de 2018, n.° 26(2), pp. 615-624. Doi: 10.1007/s00520-017-3875-5. Epub 30 de septiembre de 2017. PMID: 28963591.

Zong, W. X., J. D. Rabinowitz, E. White, «Mitochondria and Cancer» *Molecular Cell*, 3 de marzo de 2016, n.° 61(5), pp. 667-676. Doi: 10.1016/j.molcel.2016.02.011. PMID: 26942671; PMCID: PMC4779192.